R. Freynhagen
R. Baron

W0190364

Kompendium
Neuropathischer Schmerz

Ein praxisorientierter Leitfaden

2. vollständig neubearbeitete
und erweiterte Auflage

Verfasser
Dr. Rainer Freynhagen, D.E.A.A.
Oberarzt der Klinik für Anaesthesiologie
Ambulanz für Schmerztherapie, Universitätsklinikum Düsseldorf
Moorenstraße 5
D-40225 Düsseldorf

Prof. Dr. Ralf Baron
Leiter der Sektion Neurologische Schmerzforschung und Therapie
Stellv. Direktor der Klinik für Neurologie Universitätsklinikum
Schleswig-Holstein, Campus Kiel, Schlittenhelmstr. 10
D-24105 Kiel

Ausdrücklich wird darauf hingewiesen, dass sich trotz größter Sorgfalt bei der Abfassung und Korrektur gerade bei Angaben über Dosis und Applikation bei einer derartigen Zusammenstellung Ungenauigkeiten einschleichen können. **Jeder Leser wird daher aufgefordert, die den verwendeten Präparaten beigegebenen Beipackzettel, insbesondere für Dosierung und die Beachtung von Kontraindikationen, in eigener Verantwortung zu überprüfen.**

Alle Informationen sind ausschließlich als ein Überblick über den aktuellen medizinischen Wissensstand zu verstehen und sind für niemanden verbindlich. Sie erheben keinen Anspruch auf Vollständigkeit und können ein ausführliches Lehrbuch nicht ersetzen. **Hinweise auf Dosierungen, Nebenwirkungen wie auch die Auswahl der Wirkstoffe spiegeln auch die persönlichen Ansichten und Erfahrungen der Autoren wider. Sie entbinden den Leser nicht von der Verpflichtung, sein Handeln in eigener ärztlicher Verantwortung zu bestimmen.** Alle Daten wurden sorgfältig geprüft. Der Verlag und die Autoren können dennoch keine Garantie für die Richtigkeit der Angaben übernehmen und schließen jedwede Haftung für Personen-, Sach- und Vermögensschäden aus.

ISBN 3-936993-33-5

© 2006 by Aesopus Verlag e.K., Linkenheim-Hochstetten

Druck: Greiserdruck, Rastatt

Inhalt

Inhalt

Vorwort zur 1. Auflage

Die Therapie neuropathischer Schmerzen gilt bis heute als eine der größten Herausforderungen für Arzt und Patienten. Es gibt nicht „den" neuropathischen Schmerz. Trotz übereinstimmender klinischer Schmerzbilder liegen den meisten Erkrankungen oft unterschiedliche pathophysiologische Veränderungen zugrunde.

Auch wenn in den letzten Jahren viele grundlegende Fragen durch intensive Forschung geklärt werden konnten, so sind wir doch noch immer nicht in der Lage, unsere Therapieschritte an den individuellen Mechanismen der einzelnen Krankheitsbilder zu orientieren. Daher bleibt auch heute noch vielfach nichts anderes übrig, als die richtige therapeutische Strategie nach dem Prinzip „Trial and Error" bis zum Erfolg zu ermitteln. Dennoch enden alle Bemühungen nicht selten frustran.

Selbst sogenannten „Spezialisten" gelingt eine zufriedenstellende Therapie neuropathischer Schmerzen nicht immer gleich auf Anhieb. Es gibt regelmäßig Problemfälle, denen man trotz aller Bemühungen nur unzureichende Linderung verschaffen kann. Ein Geheimnis des Therapieerfolgs ist Zeit. Zeit für den Patienten und Zeit für die Therapie. Man muss lernen, die auf den Weg gebrachten Ansätze konsequent und geduldig durchzuhalten und man muss als Arzt und Patient akzeptieren, dass es auch einmal mehrere Wochen dauern kann, bis sich Besserung einstellt. Dieser Leitfaden soll dazu vor allem Mut machen.

Auch wenn es nicht „die" Therapie neuropathischer Schmerzsyndrome gibt, so kann man gleichwohl, basierend auf den verfügbaren kontrollierten Studien, klinischen Erfahrungen und subjektiven Vorlieben einen allgemeinen Therapiealgorithmus im Sinne einer „medikamentösen Basistherapie" empfehlen. Daneben existieren naturgemäß viele andere Therapiemöglichkeiten, die unter Berücksichtigung des jeweiligen Krankheitsbildes ebenfalls zum Einsatz kommen sollten.

Der vorliegende Algorithmus versteht sich als eine erste Näherung an das für jeden Patienten selbstverständlich individuell zu gestaltende Vorgehen. Das Kompendium soll einen praxisorientierten Überblick über den aktuellen Kenntnisstand von Pathophysiologie, Diagnostik und Therapie neuropathischer Schmerzen vermitteln.

Auf die spezifischen therapeutischen Optionen eines jeden neuropathischen Schmerzsyndroms im einzelnen einzugehen, war nicht Ziel dieses kurzen Leitfadens. Im Anhang finden sich jedoch exemplarische Therapiepläne für einige häufige neuropathische Schmerzsyndrome, die eine mögliche Vorgehensweise praxisnah dokumentieren.

Düsseldorf und Kiel, 2003

R. Freynhagen, R. Baron

Vorwort
zur 2. vollständig neubearbeiteten und aktualisierten Auflage

Nicht nur die große Nachfrage nach der ersten Ausgabe, sondern auch die stetigen Entwicklungen und Fortschritte diagnostischer Techniken und pharmakotherapeutischer Optionen haben eine Aktualisierung und Erweiterung unseres Kompendiums notwendig gemacht.

Das wichtigste Anliegen dieses Buches bleibt aber weiterhin, praxisrelevantes Wissen zu den wesentlichen Problemen neuropathischer Schmerzen in kurzer und pregnanter Form zu vermitteln und keinesfalls als Lehrbuch zu dienen. Aus diesem Grunde wurde auch lediglich im Anhang auf weiterführende Literatur verwiesen. Wir hoffen mit diesem Buch praxisnahe Anregungen und Handlungsanweisungen abzubilden, die wir mitnichten als die einzig richtigen, sondern im Gegenteil, nur als denkbare therapeutische Konzepte unter vielen anderen Vorgehensweisen verstehen. Es steht zu hoffen, dass dieses Buch einer breiten Gruppe interessierter Ärzte zugänglich wird und sich dadurch die Versorgung der betroffenen Patienten wieder ein kleines Stück verbessert.

Düsseldorf und Kiel im November 2005

R. Freynhagen, R. Baron

1 Definition chronischer Schmerzen – Nozizeptor- und neuropathische Schmerzen

Neben der Kategorie des biologischen akuten und (bei adäquater Behandlung der Ursache) vorübergehenden Schmerzes müssen zwei Kategorien der chronischen Schmerzerkrankung unterschieden werden:

Nozizeptorschmerzen

Nozizeptorschmerzen sind Schmerzen nach Gewebetraumen, bei denen die peripheren und zentralen neuronalen Strukturen von Nozizeption und Schmerz intakt sind.

Hierzu gehören z.B. alle chronischen Entzündungsschmerzen, viszerale Schmerzen, die meisten Komponenten chronischer Rückenschmerzen sowie die Hauptkomponenten der Tumorschmerzen. Die Kodierung der physikalischen und chemischen noxischen Reize durch die peripheren nozizeptiven Neurone und die zentrale Verarbeitung dieser Impulse sind bei diesen Schmerzen verändert. Dies äußert sich funktionell in der Sensibilisierung peripherer und zentraler nozizeptiver Neurone. Diese Veränderungen sind auch bei längerer Dauer reversibel, wenn die Schmerzen kausal am peripheren nozizeptiven Neuron behandelt werden.

Neuropathische Schmerzen

Neuropathische Schmerzen sind Schmerzen, die nach Schädigungen zentraler oder peripherer nozizeptiver Systeme entstehen.

Als Folge der Verletzungen verändern sich die afferenten Neurone biochemisch, morphologisch und physiologisch. Die Phänomenologie der Schmerzen ändert sich und damit auch die der sensorischen, affektiven sowie der motorischen (somatischen, vegetativen) Komponenten des Schmerzes. Die plastischen Veränderungen im peripheren und zentralen Nervensystem können mit der Zeit irreversibel werden. Typischerweise bestehen die Schmerzen trotz Gewebeheilung fort. Etwa 40% aller Patienten in Schmerzambulanzen und Schmerzkliniken haben neuropathische Schmerzen.

Mixed Pain

Zur Beschreibung einer Mischung aus unterschiedlichen Schmerzkomponenten (neuropathischer und Nozizeptorschmerz) wird vielfach der Begriff Mixed-Pain benutzt, welcher als theoretisches Konzept für viele chronische Schmerzerkrankungen valide zu sein scheint. Dabei gilt es zu beachten, dass sich dieses Konzept auf die Überlappung unterschiedlicher Pathomechanismen ein und derselben Erkrankung und nicht auf das Nebeneinander zweier unabhängig von einander auftretender Schmerzprobleme (wie z.B. von Kopfschmerzen und Bauchschmerzen) bezieht. Denkt man an chronische Schmerzsyndrome wie das komplexe regionale Schmerzsyndrom (M. Sudeck) oder fortgeschrittene Tumorerkrankungen, lässt sich eine solche Überlegung problemlos übertragen. Auch chronische Rückenschmerzen gehören in diese Kategorie.

Bei diesen Erkrankungen liegt wahrscheinlich sowohl eine chronische Nozizeptorschmerzkomponente, wie aber auch, durch eine sekundäre Nervenschädigung verursacht, eine neuropathische Komponente vor. Die Mischung beider Komponenten sollte theoretisch auch eine veränderte Sinneswahrnehmung und affektive Bewertung der generierten Schmerzsymptomatik bedingen. Ob es sich bei Mixed-Pain-Syndromen eventuell um eine eigenständige Pathophysiologie handelt oder lediglich um das nebeneinander unterschiedlicher Mechanismen, ist derzeit Gegenstand mehrerer Untersuchungen und kann zum augenblicklichen Zeitpunkt nicht abschließend beantwortet werden. Basierend auf diesem Konzept ergeben sich allerdings direkte Konsequenzen für eine differenzierte Therapie. Mixed Pain Syndrome sollten mit einer Kombination aus Therapieverfahren, die sich bei Nozizeptorschmerzen bewährt haben und Verfahren, die bei neuropathischen Schmerzen wirksam sind, behandelt werden. Studien zur Validierung dieses Konzeptes werden z.Zt. durchgeführt.

2   Klinisch-ätiologische Einteilung neuropathischer Schmerzsyndrome

Läsionen des peripheren Nervensystems

Unter dem Begriff periphere Neuropathien werden unabhängig von ätiologischen Gesichtspunkten alle Erkrankungen der peripheren Nerven zusammengefasst. Ursächlich kommen bei peripheren Läsionen sowohl mechanische als auch entzündliche, metabolische oder toxische Nervenschädigungen in Betracht. Aus diagnostischen Erwägungen ist es sinnvoll, Erkrankungen mit einem fokalen Befall, bei denen nur ein peripherer Nerv oder eine Nervenwurzel ursächlich geschädigt wurden, und Erkrankungen mit einem generalisierten Befall, bei denen mehrere Nerven gleichzeitig geschädigt sind (Polyneuropathien), zu unterscheiden (Tab. 1 und 2). Die sekundären Polyneuropathien sind durch sehr verschiedene pathogene Faktoren verursacht, wobei die unterschiedlichen Ursachen zu unterschiedlichen klinischen Bildern mit einer charakteristischen Ausgestaltung des Polyneuropathie-Syndroms und einem weitgehend typischen Verlaufsmuster führen können. Bei bis zu 30 % der Polyneuropathien ist die Ätiologie nicht eindeutig zu klären.

Läsionen des zentralen Nervensystems

Zentraler Schmerz ist als „Schmerz nach einer Läsion des zentralen Nervensystems (ZNS) oder Schmerz bei einer Dysfunktion des zentralen Nervensystems" definiert. Die Ursache der Schmerzen ist ein *primärer Prozess im ZNS*. Danach werden Schmerzsyndrome, die *sekundär* nach einer ZNS-Erkrankung entstehen, z.B. schmerzhafte Spasmen, eindeutig nicht zu den zentralen Schmerzen gezählt. Zentrale Schmerzen können bei Verletzungen im gesamten Bereich der Neuraxis entstehen, d.h. bei Läsionen im Rückenmark, Hirnstamm, Thalamus, in subkortikalen Strukturen und im Kortex. Durch die Erweiterung der Definition um sog. Dysfunktionen im ZNS werden schmerzhafte epileptische Anfälle, die durch einen primären Prozess im ZNS ausgelöst werden, mit zu den zentralen Schmerzen gerechnet. Zentrale Schmerzen kommen schätzungsweise bei 30 % aller Rückenmarksverletzungen, bei 20 % der Patienten mit multipler Sklerose, bei 5 % der Patienten mit einem Parkinson-Syndrom und bei 1,5 % der Schlaganfall-Patienten vor.

Tabelle 1

Klinisch-ätiologische Einteilung neuropathischer Schmerzsyndrome

Periphere fokale schmerzhafte Neuropathien

▶ Engpasssyndrome
▶ Chronische Radikulopathien
▶ Plexusläsionen
▶ Postdiskektomiesyndrom
▶ Posttraumatische Neuropathie (Territoriales neuropathisches Schmerzsyndrom)
▶ Komplexe Regionale Schmerzsyndrome = CRPS Typ I + II (Sympathische Reflexdystrophie / M. Sudeck-Kausalgie)
▶ Phantomschmerz – Stumpfschmerz
▶ Akuter Herpes Zoster – Postzosterische Neuralgie
▶ Trigeminus-Neuralgie
▶ Diabetische Mononeuropathie
▶ Ischämische Neuropathie
▶ Polyarteriitis nodosa
▶ Neuralgische Schulteramyotrophie

Periphere generalisierte schmerzhafte Neuropathien (Polyneuropathien)

❯ Diabetes mellitus
❯ Alkohol
❯ Amyloidose
❯ Multiples Myelom
❯ AIDS-HIV-Neuropathie
❯ Hypothyreose
❯ Dominant erbliche sensorische Neuropathie
❯ Guillain-Barré-Syndrom (kurzzeitiger Muskelschmerz)
❯ Morbus Fabry
❯ Bannwarth-Syndrom (Borrelien-Infektion)
❯ Vitamin B-Mangel
❯ Toxisch: *Chemotherapeutika, antiretrovirale Substanzen, Cyclosporin, FK 506, Thalidomid, Phenytoin, Chloramphenicol, Metronidazol, Gold , Arsen, Thallium, etc.*

Zentrale neuropathische Schmerzsyndrome

❯ Multiple Sklerose
❯ Hirninfarkt (insbesonde Thalamus, Hirnstamm)
❯ Querschnittsläsion
❯ Parkinson-Syndrom
❯ Plexusausriss
❯ Syringomyelie

Tabelle 2

Einteilung neuropathischer Schmerzsyndrome nach Läsionsort (Beispiele)

Periphere Nerven	Mononeuropathien, Engpass-Syndrome Polyneuropathien Plexusläsionen CRPS I und II
Periphere Hirnnerven	Neuralgien (z.B. Trigeminus-neuralgie) Neuropathien
Radikulär (peripher)	Wurzelkompressionssyndrome Radikulitis, Ganglionitis Postzosterische Neuralgie
Spinal (zentral)	Trauma Syringomyelie
Zerebral (zentral)	Hirninfarkte Multiple Sklerose

3 Besondere klinische Charakteristika bei verschiedenen neuropathischen Schmerzsyndromen

Die ätiologisch unterschiedlichen neuropathischen Schmerzsyndrome führen meist zu sehr ähnlichen sensorischen Symptomen und Schmerztypen (vergl. Kapitel 5, Tabelle 3). Dennoch gibt es einige ätiologietypische Unterschiede, die im folgenden tabellarisch zusammengestellt sind:

Akute Herpes-zoster-Radikuloneuritis (Gürtelrose, Gesichtsrose)

▸ Neurokutane Erkrankung, halbseitiger vesikopapulöser Hautausschlag innerhalb einzelner oder weniger Dermatome, hauptsächlich sind ältere Menschen betroffen.

▸ Der Ausschlag findet sich fast immer einseitig, nur selten beidseitiger Befall. Ganz selten fehlt ein Ausschlag (Zoster sine herpete). Der Inhalt der Bläschen ist ansteckend! Er überträgt das Varizella-Zoster-Virus aber nur auf Menschen, die noch nicht Träger des Virus sind (meist Kinder). Diese erkranken dann an Windpocken und können später möglicherweise ebenfalls eine Gürtelrose bekommen.

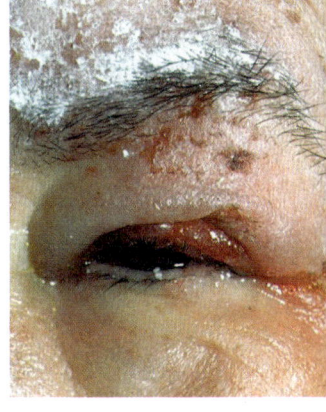

Abb. 1 Zoster ophthalmicus N. trigeminus (V$_1$)

‣ Inzidenz von 125/ 100000 pro Jahr.

‣ Reaktivierung latenter Varizella-Zoster-Viren in den Spinal- und Hirnnervenganglien durch unterschiedliche exogene (UV-Licht, Traumen) und endogene (Immunsuppression, Fieber, AIDS, Malignom) Reize. → B-Symptomatik abfragen, Malignomausschluss betreiben.

‣ Jedes Dermatom kann befallen werden. Thorakale Dermatome (54 %), insbesondere TH 5-10, vom Nervus trigeminus innervierte Hautareale (20 %), insbesondere erster Ast (13 %).

‣ Zoster ophthalmicus (Befall des ersten Trigeminus-Astes) geht in 25–70 % mit Keratitis, Iritis, Chorioiditis oder nekrotisierender Liddermatitis einher (*CAVE*: Erblindungsgefahr).

‣ Bei 50 % der Patienten, insbesondere bei thorakalem Befall, ist mehr als ein Segment betroffen.

‣ Bei Befall des N. facialis (Zoster oticus) entwickelt sich neben Schmerzen und Ausschlag im äußeren Gehörgang eine periphere Facialisparese mit schlechter Prognose.

‣ Bei Befall motorischer Anteile der Nervenwurzeln entwickeln sich ausgeprägte Lähmungen (1–5 % bei Plexus brachialis bzw. lumbosacralis).

‣ Komplikationen: Ausbreitung auf den ganzen Körper (Zoster generalisatus), Polyradikulitis, Myelitis, Enzephalitis, Zoster ophthalmicus mit Erblindungsgefahr, bei Immunsupprimierten Befall von Viszeralorganen möglich (*CAVE*: Lebensgefahr).

Postzosterische Neuralgie

‣ Persistieren der Schmerzen mindestens 3(–6) Monate nach Abheilen der Hauteffloreszenzen.

▹ Über Schmerzen klagen 12–20 % bei Abheilung der Hautläsionen, 9–15% nach einem Monat, 2–5 % aller Altersgruppen nach einem Jahr.

▹ Alter 60 bis 70 Jahre: meist lang andauernde postzosterische Neuralgie in 50–75 %.

▹ Prognostisch ungünstig für das Auftreten einer PZN sind das weibliche Geschlecht, Alter über 50 Jahre, cranialer/sakraler Befall, große Anzahl und hämorrhagische Effloreszenzen, initial starker/stärkster dermatomaler Schmerz (Kriterien nach (Gross et al., 2003)). Risikopatienten benötigen eine intensive auch schmerztherapeutische Behandlung.

▹ Alle Typen neuropathischer Schmerzen sind möglich (s. Kapitel 5, Tab. 3), aber die dynamische Allodynie wird besonders häufig als sehr beeinträchtigend empfunden. Typisch, oft auch in Kombination, sind brennende Dauerschmerzen und einschießende Schmerzattacken, auch nachts.

▹ Feste Berührung im befallenen Areal bringt oft Erleichterung.

▹ Schmerzverstärkung durch psychische Belastungen und Aufregung.

▹ Ausbreitung der Sensibilitätsstörungen, Dauerschmerzen und Allodynie in benachbarte narbenfreie Segmente, die in der Akutphase nicht sichtbar befallen waren.

Polyneuropathien

▹ Unterschiedliche Krankheitsbilder bezüglich Verlauf (akut – subakut – chronisch), Ätiologie (unter anderem metabolisch, entzündlich, hereditär, toxisch), betroffener Systeme (sensibel, motorisch, autonom),

Verteilungstyp (distal-symmetrisch, Multiplex-Typ, Schwerpunkt-Neuropathie) und Schmerzhaftigkeit.

▸ Der häufigste Verteilungstyp ist der distal-symmetrische mit handschuh- oder strumpfförmiger Symptomatik und abgeschwächten oder fehlenden Muskeleigenreflexen.

▸ Alle Typen neuropathischer Schmerzen sind möglich (s. Kapitel 5, Tab. 3), häufig bestehen brennende oder dumpf-drückende Spontanschmerzen, einschießende elektrisierende Schmerzattacken oder schmerzhafte Missempfindungen. Mechanische Hyperalgesie und Allodynie bei Berührung sind ebenfalls möglich, aber nicht typisch. Allgemein sind Schmerzen bei Neuropathien verstärkt in Ruhe und bei Nacht zu spüren („burning feet" bei Bettwärme).

▸ Muskelkrämpfe.

▸ Eine Sonderform ist die „small-fiber Neuropathie", bei der nur oder überwiegend kleinkalibrige Nervenfasern (Aδ- und C-Fasern) betroffen sind. Diese dienen vor allem der Leitung von Schmerz- und Temperaturreizen, bzw. sind autonome Efferenzen. 80 % der Fasern in einem somatischen peripheren Nerven sind un- oder schwach bemarkt. Die isolierte Polyneuropathie der dünnen Fasern entgeht der elektrophysiologischen Routinediagnostik, da diese Untersuchungen nur die Funktion der dicken bemarkten Fasern erfassen.
Diese äußert sich in distal betonten Parästhesien und Brennschmerzen, z.B. dem „burning-feet"-Syndrom. Es kann auch ein sekundäres „restless-legs"-Syndrom auftreten.

Phantomschmerzen

▶ Schmerzen, bezogen auf eine amputierte Extremität oder einen Teil davon, die außerhalb des Körpers empfunden werden. Auch nach Verlust von z.B. Zähnen, Mamma, Zunge, Enddarm, Anus, Blase, Nase, Brust, Klitoris, Hoden und Penis beschrieben.

▶ Inzidenz bis zu 80% nach Amputationen, insbesondere nach Extremitätenamputationen.

▶ In Friedenszeiten ist die Hauptursache von Amputationen eine periphere arterielle Verschlusskrankheit.

▶ Häufig durch Reize am Stumpf, manchmal am Gesicht oder gesamten ipsilateralen Körper triggerbar.

▶ Durch emotionale Reize, Gähnen oder Miktion triggerbar.

▶ Telescoping (scheinbares Schrumpfen des Phantoms, z.B. Hand wird direkt am Ellenbogen empfunden).

▶ Krampfartige, oft schnürende Schmerzen in der distalen Extremität.

▶ Gelegentlich spontane und schmerzhafte, real empfundene Bewegungen des Phantomgliedes.

Stumpfschmerzen

▶ Überwiegend Nozizeptorschmerzen, die durch periphere Prozesse im Stumpf ausgelöst werden (z.B. Neurom, Druckstellen, Aneurysmata, Narben, Splitter, Entzündungen, Kallus etc.).

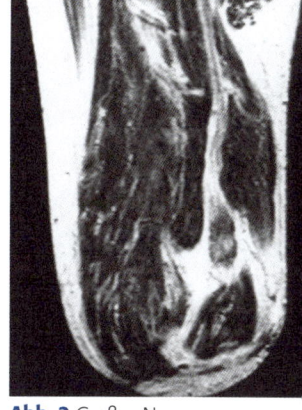

Abb. 2 Großes Neurom im Amputationsstumpf, MRT des Oberschenkels

⟩ Mechanische Allodynie am Stumpf, insbesondere im Narbenbereich.
⟩ Druckempfindliche Neurome.

Zentrale Schmerzsyndrome

⟩ Zentraler Schmerz ist als „Schmerz nach Läsion des zentralen Nervensystems" oder „Schmerz bei Dysfunktion des zentralen Nervensystems" definiert.
⟩ Brennende oder stechende Spontanschmerzen und einschießende Schmerzattacken.
⟩ Positive sensible Phänomene und evozierte Schmerzen, wie Parästhesien, Dysästhesien, Allodynie und Kälte-Hyperalgesie.
⟩ Beginnt mit einer Latenz von einigen Tagen bis hin zu einem Jahr nach dem auslösenden Ereignis.
⟩ Häufig innerhalb großer Teile des Körpers lokalisiert, z.B. auf einer gesamten Körperhälfte oder im Bereich einer Extremität.
⟩ Oberflächlich aber auch tief in der Muskulatur lokalisiert.
⟩ Schmerzverstärkung durch innere und äußere Reize/Ereignisse, wie Berührung oder aktive/passive Bewegung der betroffenen Extremitäten, viszerale Stimuli, laute Geräusche oder helles Licht und auch wechselnde Emotionen.

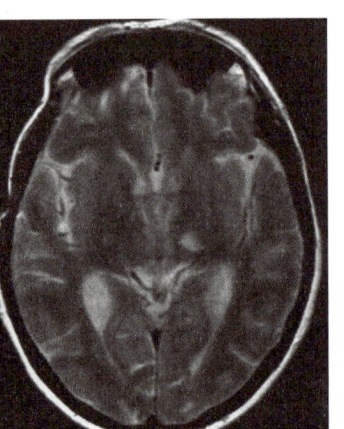

Abb. 3 Thalamusinfarkt

▪ Entstehung immer mit einer Störung der Somato-sensorik verbunden (überwiegend oder ausschließlich Störung der Schmerz- und Temperaturempfindung, Tractus spinothalamicus, ventroposterolateraler Thalamus). Isolierte Störungen im Hinterstrang- und lemniskalen System sind nie mit einem zentralen Schmerz vergesellschaftet.

▪ Zentrale Schmerzen kommen schätzungsweise bei 30% aller Rückenmarksverletzungen, bei 20% der Patienten mit multipler Sklerose und bei 1,5% der Schlaganfall-Patienten vor.

4 Pathophysiologische Mechanismen des nozizeptiven Systems bei neuropathischen Schmerzen – Mechanismenorientierte Einteilung

Veränderungen nozizeptiver Neurone in der Peripherie

Geschädigte primär afferente nozizeptive *C-Fasern* können ektope Nervenimpulse generieren. Die pathologische Aktivität kann sowohl in der Peripherie am Ort der Läsion oder weit entfernt in den Somata im Spinalganglion entstehen. Ektope Entladungen werden als Ursache der einschießenden Attackenschmerzen diskutiert. Eine Expression von Na-Kanälen nach Läsion liegt der ektopen Erregung zugrunde.

Weiterhin kann es unter pathologischen Bedingungen zur *peripheren chronischen Sensibilisierung* von Nozizeptoren kommen. Charakteristische Merkmale sensibilisierter Nozizeptoren sind die Ausbildung einer Ruheaktivität, einer erniedrigten Schwelle gegenüber noxischen Reizen und die Erzeugung einer supranormalen Antwort auf überschwellige Reize. Eine de-novo Expression von verschiedenen rezeptiven Strukturen auf der Membran (Vanilloid-Rezeptoren, Mentholrezeptoren, etc.) sind entscheidend an der Nozizeptorsensibilisierung beteiligt. Sensibilisierte Neurone bedingen Schmerzphänomene wie brennende Dauerschmerzen, Hitzehyperalgesie und Kältehyperalgesie.

Eine Läsion peripherer Nerven kann die Afferenzen chemisch gegenüber noradrenergen Substanzen sensibilisieren. Dadurch kommt es zu einer pathologischen Interaktion zwischen sympathischen und afferenten Neuronen am Ort der Nervenläsion (Neurom, partielle Nervenläsion, verletzte Endigungen in der Peripherie). Geschädigte primäre nozizeptive Neurone *exprimieren noradrenerge Rezeptoren* (insbes. α_{2A}), so dass aus sympathischen Fasern freigesetztes Noradrenalin die Afferenzen nachhaltig aktivieren kann. Weiterhin induziert eine mechanische Nervenläsion die Aussprossung sympathischer postganglionärer Fasern im Spinalganglion mit der Folge, dass eine funktionelle Kopplung zwischen sympathischer Aktivität und afferenten Somata entsteht. Diese Mechanismen bilden die konzeptionelle Basis für den sogenannten sympathisch-unterhaltenen Schmerz. Durch diese pathologische Interaktion zwischen Sympathikus und afferentem System wird die *periphere Sensibilisierung* verstärkt, und der Schmerz wahrscheinlich langfristig unterhalten.

Bei den meisten schmerzhaften peripheren Neuropathien stehen partielle Nervenläsionen im Vordergrund und keine kompletten Unterbrechungen. Partielle Verletzungen sind durch ein Nebeneinander von degenerierenden und intakten Fasern gekennzeichnet. Neuere Untersuchungen zeigen, dass in einem partiell geschädigten Nerven sich auch die intakten Nervenfasern phänotypisch ändern können. Eine Freisetzung von TNF-α und Nervenwachstumsfaktor (NGF) aus zerfallenen Markscheiden führt zu einer Expression von Rezeptoren auf intakten Fasern.

Merke: Durch eine Nervenläsion verändern sich geschädigte und intakte Nervenfasern, die im verletzten Nerven verlaufen, drastisch. An der Membran werden Rezeptor- und Kanalproteine exprimiert, die normalerweise nicht auf afferenten Neuronen vorkommen. Diese phänotypischen Veränderungen bedingen diverse physiologische Konsequenzen, können aber auch neue therapeutische Optionen eröffnen.

Zentrale Sensibilisierung

Eine fortdauernde Aktivität in peripheren nozizeptiven C-Fasern *(periphere Sensibilisierung)* induziert dynamische *neuroplastische Veränderungen* im zentralen Nervensystem, die dazu führt, dass die zentralen nozizeptiven Neurone (u.a. wide dynamic range neurons, *WDR-Neurone*) verstärkt auf C-Faser-Aktivität antworten *(wind-up)*. Unter diesen Bedingungen können die zentralen nozizeptiven Neurone auch durch niederschwellige Mechanorezeptoren und evtl. Kaltrezeptoren (Aβ- und Aδ-Fasern) erregt werden (verschiedene Formen der *Allodynie*). Diese sog. *zentrale Sensibilisierung* entsteht durch die Wirkung erregender Aminosäuren und Tachykinine (Glutamat, Substanz P), freigesetzt aus den zentralen Endigungen der C-Fasern und aus Interneuronen, auf glutamaterge (N-Methyl-D-Aspartat) NMDA-Rezeptoren und Neurokinin-Rezeptoren der *Hinterhornneurone*. Die zentrale Sensibilisierung ist zunächst reversibel. Der entscheidende Faktor, der die zentrale Sensibilisierung initiiert, ist also eine akute, intensive noxische Stimulation. Im weiteren Verlauf kann sich der zentrale Prozess verselbständigen und unabhängig von nozizeptiven Impulsen aus der Peripherie fortbestehen.

Dauert die Aktivität in peripheren *nozizeptiven C-Fasern* an, beginnen auch die Aβ-Berührungsfasern nozizeptive

Neuropeptide (Substanz P) zu produzieren, so dass jetzt Aktivität in *Aβ-Fasern* ausreicht, um die zentrale Sensibilisierung zu unterhalten. Die Folge könnte eine *Chronifizierung des Schmerzes* durch jeden Berührungsreiz sein. Der eigentliche Auslöser (Aktivität in nozizeptiven C-Fasern) ist jetzt nicht mehr erforderlich. Die zentrale Sensibilisierung chronifiziert, auch wenn die Ursache in der Peripherie behoben ist.

Degeneration hemmender Neuronensysteme

Das *nozizeptive* System im Rückenmark steht physiologischerweise unter einer ständigen inhibitorischen Kontrolle, um eine nozizeptive Überaktivität zu vermeiden. Absteigende Bahnen aus dem Hirnstamm (z.B. aus dem periaquäduktalen Grau) hemmen mit den Transmittern Noradrenalin und Serotonin die Aktivität in nozizeptiven Hinterhornneuronen. Darüberhinaus üben GABA-erge Interneurone eine tonische Inhibition im Hinterhorn aus. Chronische nozizeptive Aktivität kann einen Funktionsverlust und sogar eine Degeneration dieser inhibitorischen Systeme bewirken, was zu einer unbeeinträchtigten Transmission nozizeptiver Impulse führt und so die Schmerzchronifizierung fördert.

Zentrale Disinhibition – Kältehyperalgesie

Kaltreize werden normalerweise über *Aδ-Fasern* geleitet, der Kälteschmerz über *nozizeptive C-Fasern*. Bei einigen Neuropathien, insbesondere bei *Dünnkaliber-(small-fiber) Polyneuropathien* kommt eine Kältehyperalgesie, paradoxerweise in Kombination mit einer Kältehypästhesie vor. Hierbei liegt wahrscheinlich eine selektive Schädigung der kältesensiblen Aδ-Fasern vor mit dem Resultat einer verminderten Wahrnehmung der nicht-schmerzhaften Kaltreize. Die Schwelle für Kälteschmerz ist dagegen erniedrigt; der Schmerz wird paradoxerweise als heiß und brennend empfunden. Der pathophysiologische Mechanismus ist am ehesten in einer *Disinhibition* der nozizeptiven Verarbeitung durch den Wegfall des Aδ-Input begründet.

Zerebrale Veränderungen

Die bislang beschriebenen Mechanismen zur Schmerzchronifizierung sind entweder in der Peripherie *(periphere Sensibilisierung)* oder im Rückenmark *(zentrale Sensibilisierung)* lokalisiert. Aufgrund der erheblichen *Plastizität des nozizeptiven* Systems ist es wahrscheinlich, dass ähnliche Phänomene auch in den *supraspinalen Schmerz verarbeitenden Systemen,* z.B. im Thalamus oder sogar im somatosensorischen Cortex vorkommen.

Entzündung des peripheren Nerven

Das die peripheren Nerven umgebende Bindegewebe wird von nozizeptiven primär afferenten Nervenfasern invertiert. Diese *Nervi nervorum* erreichen den Nervenstamm mit dem neurovaskulären Bündel. Die Tatsache, dass einige Neuropathien mit einem Druckschmerz im Bereich des betroffenen Nervenstammes einhergehen, der nicht in das Innervationsterritorium projiziert, sprechen für eine Rolle dieser *epineuralen und perineuralen Nervi nervorum* bei neuropathischen Schmerzen. Insbe-

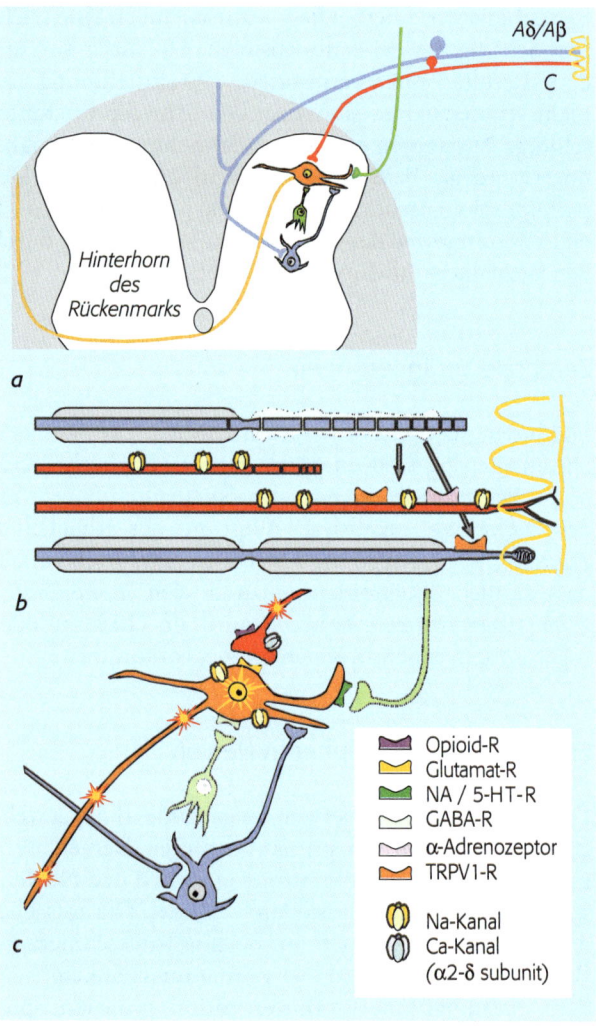

a

b

c

Aδ/Aβ

C

Hinterhorn
des
Rückenmarks

Opioid-R	
Glutamat-R	
NA / 5-HT-R	
GABA-R	
α-Adrenozeptor	
TRPV1-R	

Na-Kanal
Ca-Kanal
(α2-δ subunit)

Abb. 4 Pathophysiologische Mechanismen der Schmerzchronifizierung bei Neuropathien (Schema).

A. Neuronal Verschaltung im Hinterhorn des Rückenmarks. C-Fasern vermitteln Schmerz- und Temperaturreize und enden in oberen Laminae des Rückenmarks (oranges Neuron). A-Fasern aus der Peripherie vermitteln nicht-noxische Reize (Druck, Berührung) und enden in tieferen Laminae des Rückenmarks und projizieren direkt in die Hinterstränge. Das spinothalamische Projektionsneuron ist vom WDR-Typ (wide dynamic range), d.h. es erhält direkten synaptischen Einfluss von nozizeptiven Fasern und multisynaptischen Einfluss von A-Fasern (blaues Neuronensystem). GABA-erge Interneurone (grünes Neuron) hemmen die WDR-Neurone. Deszendierende modulierende Neurone (grüne deszendierende Endigung) hemmen ebenfalls das WDR-Neuron.

B. Periphere Mechanismen der Sensibilisierung nach partiellen Nervenverletzungen. Geschädigte nozizeptive C-Afferenzen (rot) exprimieren Na-Kanäle (führt zur ektopen Erregung). Eine Freisetzung von Nervenwachstumsfaktor aus zerfallenen Markscheiden führt zu einer Expression von Rezeptoren und Kanälen auf intakten Fasern.

C. Zentrale Sensibilisierung von WDR-Neuronen. Eine pathologische Ruheaktivität in afferenten C-Nozizeptoren führt zu einer zentralen Sensibilisierung der sekundären afferenten Hinterhornneurone (Stern im orangenen Neuron) und so zu einer Umwandlung der funktionell wirksamen synaptischen Strukturen im Hinterhorn. Dadurch können Impulse aus niederschwelligen Aβ- und Aδ-Berührungsafferenzen (blaues System) jetzt zentrale nozizeptive Neurone aktivieren. Zentrale Na- und Ca-Kanäle (α_2-δ) werden im sensibilisierten Zustand des Systems hochreguliert.
Absteigende Bahnen aus dem Hirnstamm (z.B. aus dem periaquäduktalen Grau) hemmen mit den Transmittern Noradrenalin und Serotonin die Aktivität in nozizeptiven Hinterhornneuronen. GABAerge Interneurone üben eine tonische Inhibition im Hinterhorn aus. Chronische nozizeptive Aktivität kann einen Funktionsverlust und sogar eine Degeneration dieser inhibitorischen Systeme bewirken, was zu einer unbeeinträchtigten Transmission nozizeptiver Impulse führt.

Modifiziert aus: Baron, R. Disease mechanisms in neuropathic pain: a clinical perspective. Nature Clinical Practice Neurology 2005.

sondere bei entzündlichen Neuropathien, z.B. bei dem Guillain-Barré-Syndrom und der Lepra-Neuropathie, die mit heftigen Schmerzen einhergehen können, haben diese Mechanismen wahrscheinlich eine wichtige Bedeutung.

Nach experimentellen Nervenläsionen bei Ratten konnte eine Makrophagen-Aktivierung und eine Proliferation der *endoneuralen Blutgefäße* im peripheren Nerven und in den Spinalganglien nachgewiesen werden. Das Cytokin TNF-α (Tumor-Nekrose-Faktor), das in aktivierten Makrophagen produziert wird, könnte an der Entstehung des Schmerzes und der mechanischen und thermischen Allodynie beteiligt sein. Es konnte nachgewiesen werden, dass TNF-α die ektope Aktivität in primär afferenten Nozizeptoren verstärken kann. Entsprechend kann der TNF-α Inhibitor Thalidomid die Schmerzen bei der Lepra-Neuropathie lindern und es existieren Einzelfallberichte über seine sehr gute Wirkung bei Patienten mit CRPS.

5 Anamnese und klinische Diagnostik bei neuropathischen Schmerzsyndromen

Die Diagnostik bei neuropathischen Schmerzen dient der Aufklärung der zugrundeliegenden Ursache und der Charakterisierung des Schmerzsyndroms, insbesondere der Abgrenzung gegenüber anderen Schmerzenformen (z.B. Nozizeptorschmerzen, bei denen das schmerzleitende System intakt ist). Folgende strukturierte Anamnese ist ratsam:

Schmerzanamnese

Neben der allgemeinen und krankheitsspezifischen Anamnese sollten Informationen zu Beginn und Dauer der Schmerzen, zu den zeitlichen Charakteristika (Dauerschmerz vs. intermittierender Schmerz), zu Schmerzqualität und Schmerzlokalisation erhoben werden. Wesentlich sind außerdem Informationen über die funktionelle Beeinträchtigung durch die Schmerzen sowie die bisherigen, vor allem erfolglosen Behandlungen. Schmerzrelevante Komorbiditäten wie Angst, Depression und Schlafstörungen dürfen nicht übersehen werden. Zur vollständigen Information gehört auch die Erfassung des Grades der Chronifizierung der Schmerzen (z.B. Mainzer Stadienmodell nach Gershagen).

Schmerzqualität

Spontanschmerzen

Viele Patienten mit chronischen Schmerzen der unterschiedlichen Kategorien leiden an spontan (ohne äußeren Reiz) auftretenden Schmerzen, die ständig vorhanden sind (spontane Dauerschmerzen). Bei neuropathischen Schmerzen werden häufig brennende Dauerschmerzen beschrieben. Die ebenfalls spontan auftretenden, einschießenden stechenden Schmerzattacken (neuralgiformer Schmerz) sind typisch für einige neuropathische Schmerzsyndrome (z.B. Trigeminusneuralgie, Zosterneuralgie, Phantomschmerzen). Bei Polyneuropathien können sich die Schmerzen allein als Druck- oder Engegefühl tief in der Extremität äußern. Kribbelpar- und -dysästhesien zählen zu den typischen spontanen Empfindungen der Polyneuropathien. Einige Patienten beschreiben einen quälenden Juckreiz oder Muskelkrämpfe.

Evozierte Schmerzen

Bei akut sich entwickelnden Polyneuropathien, wie auch vor allem bei der postzosterischen Neuralgie, klagen die Patienten häufig über evozierte Schmerzen. Dieser Schmerztyp wird durch Applikation eines äußeren Reizes ausgelöst. Bei der sog. Allodynie wird durch einen an einer nicht betroffenen Körperregion sicher nichtschmerzhaften Reiz (z.B. Berührung, Warm-, Kaltreiz) Schmerz evoziert (die mechanische Allodynie ist typisch bei der postzosterischen Neuralgie, die Kälteallodynie ist häufig bei posttraumatischen Nervenläsionen und einigen Polyneuropathien). Eine Hyperalgesie liegt vor, wenn durch einen primär leicht-schmerzhaften Reiz ein reizinadäquater, intensiverer Schmerz ausgelöst wird.

Tabelle 3

Definition und Untersuchung negativer and positiver sensorischer Symptome bei neuropathischen Schmerzen

Negativsymptome			
Symptom	Definition	Untersuchung Bedside-Test	Erwartete pathologische Antwort
Hypästhesie	Reduzierte Empfindung nicht-schmerzhafter Reize	Bestreichen der Haut mit Pinsel oder Watteträger	Reduzierte Wahrnehmung, Taubheit
Pallhypästhesie	Reduzierte Empfindung eines Vibrationsreizes	Applikation der Stimmgabel über Knochen oder Gelenk	Reduzierte Wahrnehmungsschwelle
Hypalgesie	Reduzierte Empfindung schmerzhafter Reize	Berühren der Haut mit PinPrick	Reduzierte Wahrnehmung, Taubheit
Thermhypästhesie	Reduzierte Empfindung eines Warm- oder Kaltreizes	Berührung der Haut mit kalten Gegenständen (z.B. 10°C, Metallrolle, Tipptherm, Wasserglas, Acetonspray) Berührung der Haut mit warmen Gegenständen (z.B. 45°C, Metallrolle, Tipptherm, Wasserglas)	Reduzierte Wahrnehmung

Spontane Empfindung – Spontanschmerz

Symptom	Definition	Untersuchung Bedside-Test	Erwartete pathologische Antwort
Parästhesie	Nicht-schmerzhafte anhaltende kribbelnde Empfindung (Ameisenlaufen, Stromfluss)	Intensität (0–10) Fläche in cm²	–
Einschießende Schmerzattacke	Elektrisierende Schocks von Sekunden Dauer	Anzahl pro Zeit Intensität (0–10) Schwelle	–
Oberflächlicher Schmerz	Schmerzhafte anhaltende Empfindung, oft brennend	Intensität (0–10) Fläche in cm²	–

Evozierter Schmerz

Symptom	Definition	Untersuchung Bedside-Test	Erwartete pathologische Antwort
Mechanisch dynamische Allodynie	Normalerweise nicht-schmerzhafter leichter Reiz auf der Haut löst Schmerz aus	Bestreichen der Haut mit Pinsel oder Watteträger	Scharfer, brennender oberflächlicher Schmerz in der primären betroffenen Zone mit Ausdehnung in die umliegenden gesunden Areale (sekundäre Zone)

Mechanisch statische Allodynie	Normalerweise nicht-schmerzhafter leichter statischer Druck auf der Haut löst Schmerz aus	Leichter Fingerdruck auf der Haut	Dumpfer Schmerz in der primären betroffenen Zone
Mechanische punktförmige Allodynie	Normalerweise leicht stechender, nicht-schmerzhafter Reiz auf der Haut löst Schmerz aus	Berühren der Haut mit PinPrick, scharfem Zahnstocher oder steifen von-Frey-Haar	Scharfer, stechender oberflächlicher Schmerz in der primären betroffenen Zone mit Ausdehnung in die umliegenden gesunden Areale (sekundäre Zone)
Kälte-Allodynie	Normalerweise nicht-schmerzhafter Kaltreiz auf der Haut löst Schmerz aus	Berührung der Haut mit kalten Gegenständen (z.B. 10°C, Metallrolle, Tipptherm, Wasserglas, Acetonspray)	Schmerzhafte oft paradox brennende Temperaturempfindung in der primären betroffenen Zone
Hitze-Allodynie	Normalerweise nicht-schmerzhafter Warmreiz auf der Haut löst Schmerz aus	Berührung der Haut mit warmen Gegenständen / z.B. 45°C, Metallrolle, Tipptherm, Wasserglas)	Schmerzhafte brennende Temperaturempfindung in der primären betroffenen Zone

Neurologische Untersuchung mit besonderer Berücksichtigung der somatosensorischen Prüfung und der Schmerzanalyse

Eine vollständige neurologische Untersuchung wird empfohlen. Die neurologischen Ausfallssymptome im sensiblen, motorischen und autonomen System sollten erfasst werden. Die Untersuchung des sensiblen Systems ist von besonderer Bedeutung und soll die Ausprägung von sensiblen Ausfällen (Negativsymptomen) und positiven Phänomenen feststellen.

Negativ- und Positivsymptome

Die zu erwartenden Ausfallssymptome (negativ) bestehen in Hypästhesie, Pallhypästhesie, Hypalgesie, Thermhypästhesie, Lagesinnstörung oder entsprechende Anästhesien (kompletter Ausfall). Als positive sensible Phänomene können Parästhesien, Dysästhesien und spontane sowie evozierte Schmerzen auftreten.

Evozierte Schmerzen

Mit einfachen klinischen Testverfahren (Bedside-Tests zur Erfassung positiver und negativer sensibler Symptome, z.B. v. Frey-Haare, Allodynie-Testung, Allodynie-Zonen-Mapping, immer im Seitenvergleich) kann man die verschiedenen Arten evozierter Schmerzen in statisch-mechanische Allodynie, dynamisch-mechanische Allodynie, Kälte-Allodynie sowie die entsprechenden Hyperalgesieklassen unterteilen (Tabelle 3).

Schmerzlokalisation

Das Punctum maximum des Schmerzes sollte erfasst werden, ebenso die Schmerzausstrahlung sowie die Frage, ob ein Schmerz oberflächlich oder tief verspürt wird.

Beispiele:
Ein Hauptschmerz im Rücken mit Ausstrahlung in die Extremität entlang der betroffenen Dermatome (radikulär) ist typisch für eine Wurzelkompression (Abb. 5). Ein Schmerz in der gesamten Extremität oder einem Körperquadranten ist typisch für zentrale Schmerzsyndrome.

Standardisierte Erfassung der Schmerzintensität und -qualität

Die Schmerzstärke ist ein subjektives Erlebnis und schwierig interindividuell vergleichbar. Zur Quantifizierung der Schmerzstärke und zur Analyse des Therapieverlaufes haben sich zwei Messskalen bewährt (Abb. 6). Die visuelle Analogskala (VAS) besteht aus einer 10 cm langen, horizontalen Linie, an der nur die Endpunkte „kein Schmerz" und „maximal vorstellbarer Schmerz" beschriftet sind.

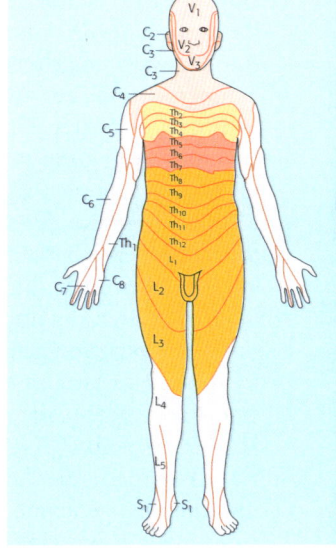

Abb. 5 Dermatome

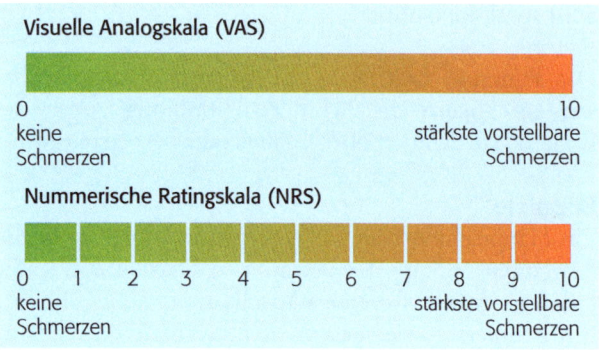

Abb. 6 Messskalen zur Erfassung der Schmerzintensität

Der Patient markiert mit einem senkrechten Strich die empfundene Schmerzstärke. Bei der nummerischen Ratingskala (NRS) wird dem Patienten eine Zahlenreihe zur Auswahl angeboten, bei der der Wert 0 „kein Schmerz" und der Wert 10 „maximal vorstellbarer Schmerz" bedeutet. Um den Verlauf einer chronischen Schmerzerkrankung sowie den Therapieerfolg zu dokumentieren, hat sich die Benutzung von Schmerztagebüchern bewährt. Diese Tagebücher sollten neben der Schmerzintensität, Schlafverhalten und besonderen Vorkommnissen auch die Einnahme von Medikamenten dokumentieren. Es sind mehrere Fragebogen erhältlich, um Symptome von neuropathischen Schmerzen qualitativ und quantitativ zu erfassen (Bennett, 2001; Bouhassira et al., 2004; Galer und Jensen, 1997, Freynhagen et al. 2005 b) (Abb. 7). Generell wird empfohlen, eine Skala zu verwenden, die Schmerzcharakteristika, Intensität und die unangenehme Komponente der Schmerzen separat misst, sowie eine Ganzkörperzeichnung zur Erfassung der Ausbreitung der Symptome (Cruccu et al., 2004).

painDETECT™   SCHMERZ-FRAGEBOGEN

Datum: Patient: Name: Vorname:

Wie würden Sie Ihren Schmerz **jetzt** im Augenblick einschätzen?

| 0 | 1 | 2 | 3 | 4 | 5 | 6 | 7 | 8 | 9 | 10 |
kein   max

Wie stark war der **stärkste** Schmerz in den letzten 4 Wochen?

| 0 | 1 | 2 | 3 | 4 | 5 | 6 | 7 | 8 | 9 | 10 |
kein   max

Wie stark war der Schmerz in den letzten 4 Wochen im **Durchschnitt?**

| 0 | 1 | 2 | 3 | 4 | 5 | 6 | 7 | 8 | 9 | 10 |
kein   max

Kreuzen Sie das Bild an, welches Ihren Schmerzverlauf am besten beschreibt:

Dauerschmerzen mit leichten Schwankungen ☐

Dauerschmerzen mit Schmerzattacken ☐

Schmerzattacken dazwischen schmerzfrei ☐

Schmerzattacken dazwischen Schmerzen ☐

Bitte kennzeichnen Sie Ihren **Hauptschmerzbereich**

Strahlt Ihr Schmerz in weitere Körperregionen aus?   ja ☐   nein ☐

wenn ja, dann zeichnen Sie bitte die Richtung ein, wohin der Schmerz ausstrahlt.

Leiden Sie in den eingezeichneten Bereichen an einem Brenngefühl (z.B. Brennnesseln)?
nie ☐   kaum ☐   gering ☐   mittel ☐   stark ☐   sehr stark ☐

Haben Sie im Bereich Ihrer Schmerzen ein Kribbel- oder Prickelgefühl (wie Ameisenlaufen, Stromkribbeln)?
nie ☐   kaum ☐   gering ☐   mittel ☐   stark ☐   sehr stark ☐

Ist leichte Berührung (Kleidung, Bettdecke) in diesem Bereich schmerzhaft?
nie ☐   kaum ☐   gering ☐   mittel ☐   stark ☐   sehr stark ☐

Haben Sie im Bereich Ihrer Schmerzen blitzartige, elektrisierende Schmerzattacken?
nie ☐   kaum ☐   gering ☐   mittel ☐   stark ☐   sehr stark ☐

Ist Kälte oder Wärme (Badewannenwasser) in diesem Bereich gelegentlich schmerzhaft?
nie ☐   kaum ☐   gering ☐   mittel ☐   stark ☐   sehr stark ☐

Leiden Sie in den von Ihnen eingezeichneten Bereichen unter Taubheitsgefühl?
nie ☐   kaum ☐   gering ☐   mittel ☐   stark ☐   sehr stark ☐

Löst ein leichter Druck z.B. mit dem Finger in diesem Bereich Schmerzen aus?
nie ☐   kaum ☐   gering ☐   mittel ☐   stark ☐   sehr stark ☐

(vom Arzt auszufüllen)

nie	kaum	gering	mittel	stark	sehr stark
x 0 = 0	x 1 =	x 2 =	x 3 =	x 4 =	x 5 =

Score-Gesamtsumme ☐ von 35

Entwicklung/Referenz: R. Freynhagen, T.R. Tölle, U. Gockel, R. Baron / DGN 2005   ©Pfizer Pharma GmbH 2005

Abb. 7 Fragebogen zur Erfassung neuropathischer Schmerzkomponenten / Auswertung umseitig

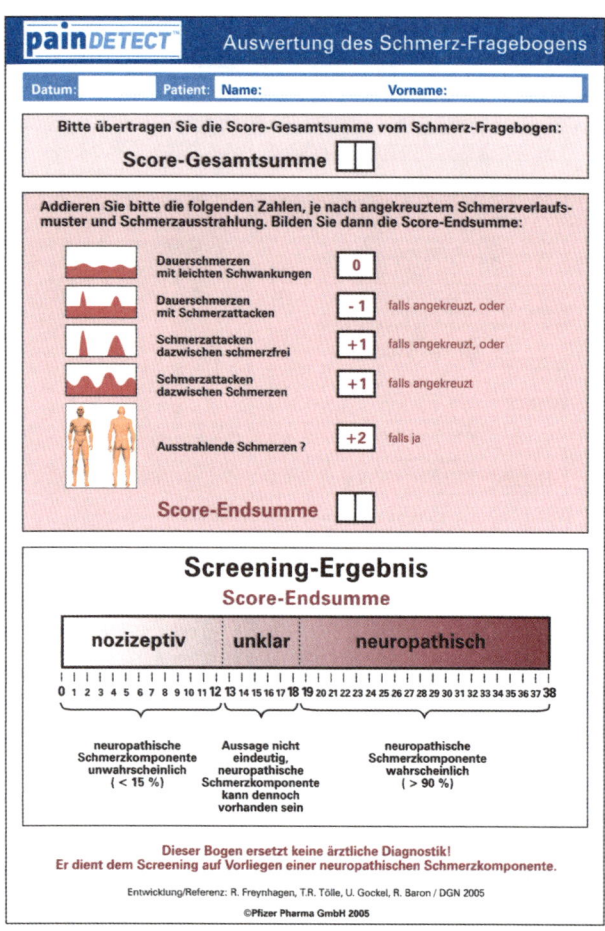

Schlafqualität

Die meisten Patienten mit neuropathischen Schmerzen leiden unter erheblichen Ein- und Durchschlafstörungen. In vielen Fällen werden Schmerzen nachts häufig stärker empfunden als am Tage. Es kann zu Verschiebungen im Schlaf-Wach-Rhythmus kommen.

Dies führt zu weiteren Leistungseinbußen, es kommt zu vermehrten Problemen am Arbeitsplatz und im sozialen Umfeld. Es intensivieren sich Symptome wie Resignation, Angst und Depression.

Labormedizinische Untersuchungen

Da im Allgemeinen keine typischen laborchemischen Veränderungen durch neuropathische Schmerzen bedingt werden, kann ein breites und ungezieltes Laborscreening nicht empfohlen werden. Abhänging vom vorliegenden Krankheitsbild können jedoch einige wenige Laboruntersuchungen sinnvoll und richtungsweisend sein. Dazu gehören Untersuchungen von Blut und Liquor, z.B. der virologisch-bakteriologische Ausschluss neurotroper Erreger, bzw. eine gezielte Titer-Bestimmung von Antikörpern zur Sicherung einer Infektion (u.a. Borrelien, Varizella-Zoster, Herpes-Viren, Zytomegalie, FSME, HIV, Treponemen, Protozoen etc.). Bei V.a. Multiple Sklerose findet die Diagnosesicherung auch mittels Liquor-Untersuchung statt (u.a. oligoklonale Banden). Sinnvoll können Blutzuckerbestimmung, BZ-Profile, Glukosetoleranztest und HbA1c zur Diagnose und Verlaufskontrolle der diabetischen Polyneuropathie (oft initial small-fiber) sein.

Apparative Diagnostik

Die sinnvolle und notwendige apparative Zusatzdiagnostik wird im Folgenden nach Krankheitsgruppen zusammengefasst:

Mononeuropathien und Polyneuropathien

▶ Neurophysiologische Diagnostik bei V.a. Polyneuropathie und bei Läsionen einzelner peripherer Nerven.

▶ *CAVE*: Die Routine-Elektrophysiologie erlaubt ausschließlich die Analyse der schnell-leitenden myelinisierten motorischen und afferenten Fasern des Aα- und Aβ-Spektrums (nur 10–20 % der Fasern in peripheren Nerven!).

▶ Aδ- und C-Fasern (z.B. Schmerzfasern) entgehen der Routinediagnostik vollständig, so dass eine isolierte Neuropathie der dünnen Fasern (small fiber Neuropathie) mit diesen Verfahren nicht diagnostiziert werden kann!

▶ Der quantitative Thermotest (quantitative sensory testing, QST, psychophysisches Testverfahren zur Messung der Temperaturempfindungs- und -schmerzschwellen) ist zur Messung der Funktion von dünnen Afferenzen einsetzbar. *CAVE*: abhängig von Kooperation des Probanden, Lokalisationsdiagnostik nicht möglich, da die Funktion der kompletten sensiblen Bahn einschl. ZNS gemessen wird.

▶ Eine „small fiber Neuropathie" kann bei unauffälliger Routinelekrophysiologie mittels morphometrischer Bestimmung der Hautinnervationsdichte aus einer Haut-Stanzbiopsie diagnostiziert werden.

Postzosterische Neuralgie

▶ Die Diagnose stützt sich auf die Anamnese mit stattgehabten Zoster-Effloreszenzen und mit den typischen Schmerzen.

▶ Zusätzliche apparative Untersuchungen sind nicht notwendig.

▶ Eine Ausnahme ist der klinische Verdacht auf eine Beteiligung des Rückenmarkes, der die Untersuchung des Liquors und gegebenenfalls durch eine spinale Kernspintomographie mit der Suche nach kontrasmittelaufnehmenden Strukturen im Rahmen einer entzündlichen Reaktion ergänzt werden kann.

Zentrale Schmerzsyndrome

▶ Eine Läsion des ZNS muss mittels neurologischer Untersuchung, bildgebender Diagnostik, Liquordiagnostik oder neurophysiologischer Methoden (z.B. SEP) nachgewiesen werden.

▶ *CAVE:* Somatosensorisch evozierte Potentiale (SEP) analysieren nur die Funktion der Hinterstränge und des lemniskalen Systems, die bei einigen Patienten unbeeinträchtigt sein können. Das spinothalamische System, das bei zentralen Schmerzen grundsätzlich betroffen ist, kann z.B. mit dem quantitativen Thermotest (QST) untersucht werden. Als Alternative zum Nachweis von Störungen im Tractus spinothalamicus bleibt spezialisierten Zentren die Möglichkeit der Durchführung Laser-evozierter Potentiale vorbehalten.

▶ Ausschluss nozizeptiver (z.B. Schulterschmerzen nach zentral bedingter Hemiparese, schmerzhafte spastische Tonuserhöhung) und peripher neuropathischer Schmerzursachen (Polyneuropathie, radikuläre Schmerzen bei traumatischer Beteiligung der Nervenwurzeln bei Querschnittlähmungen).

Bildgebende Diagnostik

Bildgebung hat bei der Vielzahl der unterschiedlichen Formen neuropathischer Schmerzen einen wichtigen Stellenwert, wird aber immer noch zu häufig und zu undifferenziert eingesetzt. In den überwiegenden Fällen korrelieren die Befunde der Bildgebung nur unbefriedigend mit der geschilderten Schmerzsymptomatik. Es gibt nicht die radiologische Diagnostik. Jede zumeist auch belastende Untersuchung muss sich genau an der Fragestellung orientieren. Somit ist im einen Fall ein CT, im anderen Fall ein MRT, eine MR-Angiographie oder Szintigraphie die richtige Wahl. Um unsinnige Doppeluntersuchungen zu vermeiden, sollte an den Radiologen eine möglichst genaue Fragestellung gerichtet werden. Wichtig erscheint u.a. die Angabe, ob eine Kontrastmitteluntersuchung gewünscht ist (z.B. zum Nachweis von Narbengewebe auf Nervenwurzeln nach OP oder zum Nachweis einer Gefäßschlinge bei V.a. idiopathische Trigeminusneuralgie etc.). Stellt sich der V.a. ein komplexes regionales Schmerzsyndrom, gehört heute die Durchführung einer Drei-Phasen-Skelettszintigraphie zum notwendigen Procedere. Sie dient neben der Diagnosesicherung ebenso der Verlaufsbeobachtung.

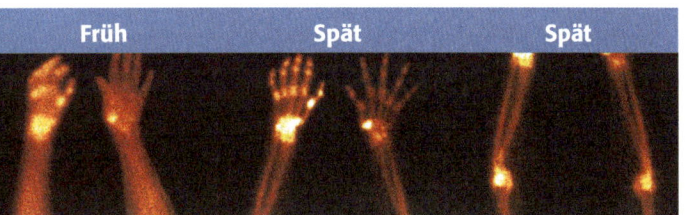

Abb. 8 Drei-Phasen-Skelettszintigraphie bei komplexem regionalem Schmerzsyndrom (CRPS) Typ I. Deutliche Mehranreicherung rechtes Handgelenk und angrenzendes Ellenbogengelenk.

Moderne Verfahren wie f-MRI oder PET sind in Bezug auf Schmerzdiagnostik vielversprechend, haben aktuell aber nur einen wissenschaftlichen Stellenwert.

Diagnostik der Sympathisch unterhaltenen Schmerzen (Sympathetically maintained pain, SMP)

Einige neuropathische Schmerzsyndrome können mit Sympathikusblockaden gut therapiert werden. Hierzu zählen insbesondere das komplexe regionale Schmerzsyndrom (Sympathische Reflexdystrophie, M. Sudeck, Kausalgie) und der akute Herpes Zoster. Aus diesem Grunde gehört zum diagnostischen Management die Untersuchung, wie groß die Schmerzkomponente ist, die vom Sympathikus unterhalten wird.

SMP-Definition: Linderung neuropathischer Schmerzsyndrome durch Unterbrechung der efferenten sympathischen Innervation zum symptomatischen Körperteil. Spontanschmerzen und evozierte Schmerzen werden durch die sympathische Aktivität erzeugt oder aufrechterhalten.

Besonderheiten beim SMP:

▶ Erhebliche interindividuelle Erfolgsunterschiede; nicht alle Patienten mit identischen Krankheitsbildern profitieren gleich gut.

Deshalb:

▶ Unterteilung in Patienten, denen Sympathikusblockaden helfen, und in solche, die dadurch keine Besserung erfahren – sympathisch unterhaltener (sympathetically maintained pain, SMP), sympathisch unabhängiger Schmerz (sympathetically independent pain, SIP).

▸ SMP und SIP sind mögliche Symptome der Erkrankung oder ein krankheitsassoziiertes Merkmal, aber **nicht** klinische Entität oder Diagnose.

▸ Der Erfolg von Sympathikusblockaden (Schmerzreduktion, Reduktion anderer Symptome) ist **nicht** Voraussetzung für die Diagnose der Erkrankung, z.B. CRPS.

▸ Die Beschreibung der Symptome SMP oder SIP bei einem Schmerzsyndrom hängt einzig und allein von der Wirksamkeit einer „diagnostischen" Sympathikusblockade ab:

  – (1) Es gibt keine Symptomatik (z.B. Allodynie oder autonome Störung), die beweist, dass ein Schmerz sympathisch unterhalten ist oder nicht.

  – (2) Bei verschiedenen Patienten mit ansonsten identischen klinischen Symptomen kann die SMP-Komponente unterschiedlich stark ausgeprägt sein. Drei Untergruppen können differenziert werden:
  SMP: Sympathikusblockaden beeinflussen das Krankheitsbild maßgeblich (Schmerzreduktion > 75%) und auf Dauer.

SMP-Komponente: Sympathikusblockaden führen zwar zu einer reproduzierbaren, > 75 % Schmerzreduktion, das Krankheitsbild wird jedoch nicht auf Dauer entscheidend beeinflusst.

SIP: Erkrankungen mit vom Sympathikus unabhängigen Symptomen.

  – (3) Die Ausprägung der SMP-Komponente kann sich im Krankheitsverlauf ändern. So kann ein SMP im Laufe der Zeit in einen SIP übergehen.

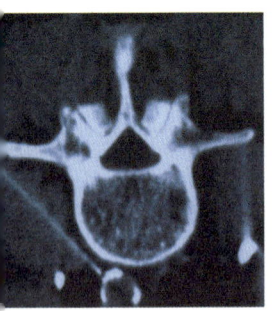

Abb. 9 CT-gesteuerte Sympathikolyse bei CRPS Typ 1

6 Mechanismen-orientierte Therapie – die Zukunft ?

Offensichtlich können unterschiedliche, sich scheinbar widersprechende pathophysiologische Mechanismen sehr ähnliche klinische Schmerzsyndrome verursachen. Diese Mechanismen können sowohl im peripheren als auch im zentralen Nervensystem ablaufen. Dabei ist zu erwähnen, dass sie nicht von der Ätiologie der Erkrankung abhängen. So ist z.B. bei der postzosterischen Neuralgie wahrscheinlich nicht nur ein Entstehungsmodus für die Schmerzen verantwortlich. Vielmehr können verschiedene Mechanismen durchaus nebeneinander existieren. Weiterhin ist entscheidend, dass möglicherweise auch differente Mechanismen bei einem Individuum ähnliche Symptome auslösen können. Auf der anderen Seite könnten die Krankheitsaktivität und das Erkrankungsstadium eine unterschiedliche Pathogenese bedingen.

Wenn solche multifaktoriellen Entstehungsmodi auch beim Menschen von Bedeutung sind, hätte dies entscheidende Auswirkungen auf eine neue Mechanismen-orientierte Therapie. Neue und alte Medikamente sollten entsprechend nicht mehr in einem Gesamtkollektiv an Patienten mit einer Erkrankung (z.B. postzosterische Neuralgie) getestet werden, sondern in Untergruppen von Patienten mit ähnlichen Mechanismen. Folglich würde sich eine individuelle Mechnismen-orientierte Polypharmakotherapie etablieren lassen, die genau auf die pathophysiologischen Mechanismen gerichtet ist, die bei einem speziellen Patienten vorliegen. Sollte sich dieses noch theoretische Konzept realisieren lassen, werden wir in der Zukunft unseren Patienten mit neuropathischen Schmerzen besser helfen können.

7   Therapie neuropathischer Schmerzen

Das therapeutische Vorgehen bei neuropathischen Schmerzsyndromen ist abhängig von der zugrundeliegenden Schmerzintensität und deren Symptomenkonstellation. Neben einer zielgerichteten Pharmakotherapie existieren weitere therapeutische Säulen, die zumeist in Kombination mit einem medikamentösen Procedere sinnvoll und notwendig, häufig sogar unverzichtbar sind.

Jedes Krankheitsbild hat seine ihm ganz eigene Erscheinungsform und somit auch sehr unterschiedliche therapeutische Strategien zur Folge. Zum Beispiel macht es Sinn, bei einer akuten Herpes-zoster-Infektion mit einer virustatischen Behandlung zu beginnen, um die Ausbreitung der Viren zu verhindern. Dieses Vorgehen wäre natürlich bei einem komplexen regionalen Schmerzsyndrom völlig sinnlos. Hier stehen ganz andere Therapieziele im Vordergrund, wie z.B. ein Rückgang des Ödems, Schmerzfreiheit in Ruhe und ein Erhalt der Restbeweglichkeit. Auch kommen adjuvante Pharmaka wie z.B. Calcitonin zum Einsatz, die bei anderen neuropathischen Schmerzsyndromen keinen Stellenwert haben.

Vor Therapiebeginn müssen die Möglichkeiten einer kurativen oder kausalen Therapie (z.B. die Operation bei Engpasssyndromen peripherer Nerven oder zu optimierende Blutzuckereinstellung bei der diabetischen Neuropathie) sowie einer frühen interventionellen Schmerztherapie ausgeschöpft sein (Interventionen am Sympathikus zur Abschätzung einer sympathisch unterhaltenen Schmerzkomponente, insbesondere bei Patienten mit komplexen regionalen Schmerzsyndromen).

Auf die spezifischen therapeutischen Optionen eines jeden Krankheitsbildes einzugehen, ist nicht Ziel dieses Kompendiums. Gleichwohl kann für das medikamentöse Handling neuropathischer Schmerzen ein allgemeiner Therapiealgorithmus im Sinne einer „medikamentösen Basistherapie" empfohlen werden. Ergänzend hierzu sollten die für den jeweiligen Symptomkomplex üblichen adjuvanten Maßnahmen, egal ob medikamentöser, nicht-medikamentöser oder interventioneller Art, Berücksichtigung finden.

7.1 Medikamentöse Therapie neuropathischer Schmerzen

Die medikamentöse Therapie neuropathischer Schmerzen sollte nach aktuellem Kenntnisstand auch bei unzureichender Analgesie in der erreichten Zieldosis über eine längere Zeitdauer konstant weiter eingenommen werden, um ggf. neuroplastische Veränderungen auf zellulärer Ebene längerfristig abzuschwächen. Bei allen Medikamenten im Algorithmus sollte die Dosis individuell titriert werden, d.h. in adäquaten Zeitabständen erhöht werden, bis eine ausreichende Schmerzlinderung, intolerable Nebenwirkungen oder das Dosismaximum erreicht sind. Die Wirksamkeit vieler Medikamente kann häufig erst nach wenigen Wochen beurteilt werden. Bei der Verwendung von zentralwirksamen Substanzen muss bei der Patientenaufklärung zwingend die Frage der Fahrtüchtigkeit berücksichtigt und dokumentiert werden, da psychomotorische Funktionen individuell beeinträchtigt werden können. Unterschiedliche Studien weisen auf ein spezifisches, auf den einzelnen Patienten abgestelltes Vorgehen hin. Fahren unter Medikamenten ist aber nicht generell ausgeschlossen.

Die medikamentöse Therapie neuropathischer Schmerzen stützt sich aktuell auf den Einsatz von vier Substanzgruppen mit unterschiedlichen Wirkmechanismen, wobei die Auswahl der einzelnen Präparate immer individuell, ausgerichtet am einzelnen Patienten und seinem Krankheitsbild, erfolgen muss. Die Pharmakotherapie ist nicht als Stufenleiter zu verstehen. Oft reicht aber die Verwendung von nur einer Substanz nicht aus, so dass bereits initial die Kombination aus zwei oder sogar drei Wirkstoffen notwendig ist. Die Medikamentenauswahl sollte sich grundlegend nach der vorhandenen Evidenz der einzelnen Substanzen richten. Wie eine aktuelle Metaanalyse folgerichtig herausarbeitet, sollte sie sich aber auch an den vorliegenden Komorbiditäten und damit an der dadurch meist stark kompromitierten Lebensqualität der Patienten orientieren (Finnerup et al. 2005). Ein aus dieser derzeit wohl umfassendsten Metaanalyse abgeleiteter Therapiealgorhitmus schlägt vor, „…das wenn man nur ein Kriterium anlegt, nämlich Schmerzreduktion, die Liste der Medikamente für neuropathischen Schmerz wie folgt aussieht: TCA > Opioide ≥ Tramadol ≥ Gabapentin/Pregabalin. Wenn die Kriterien für Wirksamkeit aber auf beidem basieren, Schmerzreduktion und Lebensqualität, diese Daten für viele ältere Substanzen wie z.B. TCA, Carbamazepin und Phenytoin nicht existieren und die Liste dann wahrscheinlich wie folgt aussehen sollte: Gabapentin/Pregabalin > Tramadol > Opioide > TCA".

Unverzichtbar ist die Information an die Patienten, dass mit diesen Medikamenten keine Depression oder Epilepsie behandelt werden soll, sondern diese Substanzen eigene analgetische Wirkungen besitzen, die oft erst verzögert zum Tragen kommen (sog. Co-Analgetika).

Beim Einsatz von Opioiden ist eine eingehende Aufklärung über den Mythos Morphin mit all seinen positiven und negativen Seiten für den Erhalt der Patientencompliance wertvoll und notwendig. Das gleiche gilt für die Verwendung von Antidepressiva.

Medikamentöse Basistherapie

Auf der Grundlage der verfügbaren kontrollierten Studien kann eine pharmakologische Basistherapie neuropathischer Schmerzsyndrome empfohlen werden (Abb. 10). Diese besteht aus:

❯ Antidepressiva.
❯ Antikonvulsiva mit Wirkung auf neuronale Kalziumkanäle.
❯ Antikonvulsiva mit Wirkung auf neuronale Natriumkanäle (membran-stabilisierende Wirkung).
❯ Langwirksamen Opioiden.

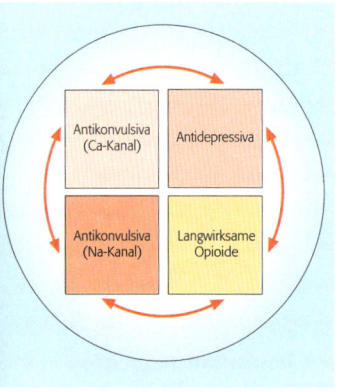

Abb. 10 Medikamentöse Basistherapie (In Mono - oder Kombinationstherapie)

Antidepressiva

Eine aktuelle systematische Cochrane-Analyse vom Juli 2005 (Saarto et al., 2005) zur Wirksamkeit und Sicherheit von Antidepressiva bei neuropathischen Schmerzen untersuchte 50 Studien mit 2515 Patienten (Zeitfenster: 1966 –2003) und kalkulierte jeweils die Number-Needed-to-Treat (NNT = Die Anzahl der notwendigen Behandlungen, die angibt, wieviele Patienten behandelt werden müssen, um bei einem Patienten eine Schmerzreduktion um 50 % vom Ausgangswert zu erreichen), die Number-Needed-to-Harm (NNH= die Anzahl der Patienten, die behandelt werden müssen, damit einer eine echte substanzbedingte Nebenwirkung erlebt) sowie das Relative Risiko (RR) für den Einsatz von Antidepressiva. Tricyklische Antidepressiva zeigten sich dabei als effektive Substanzen zur Behandlung neuropathischer Schmerzen. Bis zum Jahr 2003 gab es nur eine limitierte Evidenz für die Verwendung von modernen, selektiven Antidepressiva, die sich aber besonders in den beiden letzten Jahren für einige Substanzen neu ergeben hat.

Tricyklische Antidepressiva (TCA)

Aus den vorliegenden Metaanalysen sind keine typischen neuropathischen Schmerzsyndrome herauszufiltern, die auf eine Therapie mit bestimmten TCA besonders gut ansprechen. In einer systematischen Cochrane-Analyse (Saarto et al., 2005) ergab sich für Amitriptylin eine NNT von 2 (95 % CI 1.7–2.5), eine NNH für schwerwiegende Nebenwirkungen die zum Studienabbruch führten von 16 (95 % CI 10–45) und eine NNH für leichtere Nebenwirkungen von 4.6 (95 % CI 3.3–6.7). Das RR wurde mit 4.1 (95 % CI 2.9–5.9) berechnet. TCAs zeigten sich bei HIV-Neuropathien als nicht effektiv.

Wirkmechanismus von TCA:
- Blockade der Wiederaufnahme monoaminerger schmerzhemmender Transmitter (NA / 5-HT) im RM
  → Erhöhung ihrer Konzentration im ZNS.
  → Verstärkung der deszendierenden körpereigenen Schmerzhemmung.

→ Antinozizeptiver Effekt auf Rückenmarkebene.

▶ Blockade spannungsabhängiger Natriumkanäle → lokalanästhetische Wirkung.

▶ In unterschiedlichem Ausmaß Rezeptorblockade u.a. von cholinergen-, α-adrenergen-, histaminergen-, $5HT_{2A/C}$, NMDA-Rezeptoren.

▶ Sympatholytische Wirkung.

Nebenwirkungen von TCA:

In Abhängigkeit der individuellen Rezeptorspezifität findet man u.a. in unterschiedlicher Ausprägung: Mundtrockenheit, Glaukom, Obstipation, Miktionsbeschwerden, Herzrhythmusstörungen, Tachykardie, Delirien (Muscarin-Rezeptoren), orthostatische Hypotension ($α_1$-Rezeptor), Sedierung, Schläfrigkeit (H_1-Rezeptor), Appetitsteigerung, Gewichtszunahme ($5\text{-}HT_{2A}$-Rezeptor), Kardiotoxizität (Natriumkanäle), Leberfunktionsstörungen, allergische Reaktionen und andere → Hieraus leiten sich die Kontraindikationen ab.

Therapeutisches Vorgehen:

Hinweis: Bitte beachten Sie den Zulassungsstatus des jeweiligen Präparates

Die mittlere analgetische Dosis liegt unter der antidepressiven Dosis, d.h. ein antidepressiver Effekt ist erst

Tabelle 3

Wirkprofil unterschiedlicher TCA

	Amitriptylin-Typ [Amitriptylin, Doxepin]
Antriebshemmung	+++
Antriebssteigerung	–
Stimmungsaufhellung	+
Angstlösung	+++

bei höheren Dosen zu erwarten. Bei Müdigkeit und Hang-over am nächsten Morgen sollte auf ein unretardiertes TCA, einmalig zur Nacht, zurückgegriffen werden. Schmerzreduktion stellt sich häufig erst nach einer bis drei Wochen ein. Vor- und unter Therapie sind EKG- und Laborkontrollen (Transaminasen) empfohlen.

Amitriptylin: (z.B. Saroten®, Amineurin®)
Kombinierte 5HT/NA Reuptake-Hemmung. *Startdosis:* 10–25mg. Steigerung: alle 4–7 Tage um 25 mg auf (50)–75 mg. *Zieldosis:* 75 mg unretardiert als Einmaldosis zur Nacht. Eine unretardierte Gabe empfielt sich, um einen möglichen „hang over" am nächsten Morgen zu minimieren. *Dosis-Max:* 150 mg. **Kinder**: *Zieldosis:* 1–2 mg/kgKG/Tag. *Startdosis:* 0,2 mg/kgKG/Tag oral oder halbe Dosis i.v.; möglichst als Einmaldosis zur Nacht; langsame, wöchentliche Steigerung.
CAVE: Im Kindesalter oft schnellere Metabolisierung.
→ Entzugssymptome, z.B. Muskelschmerzen, Übelkeit, Erbrechen, nach bereits 12–16 Std. möglich.
→ Tagesdosis in zwei Einzeldosen aufteilen oder Retardpräparate verwenden.
Amitriptylin ist die am besten untersuchte Substanz, insbesondere für PZN und diabetische Neuropathie.

Imipramin-Typ [Imipramin, Clomipramin]	Desipramin-Typ [Desipramin, Nortriptylin]
+/–	–
+/–	++
+++	++
+	+

Doxepin scheint sich aufgrund geringerer anticholinerger NW nach klinischen Erfahrungen besonders für ältere Patienten zu bewähren, ist aber für die Schmerzbehandlung nicht zugelassen.

Clomipramin: (z.B. Anafranil®)
Kombinierte 5HT/NA Reuptake-Hemmung. *Startdosis:* 10–25mg. *Steigerung:* alle 4–7 Tage um 25 mg auf (50)–75 mg. *Zieldosis:* 75 mg als Einmaldosis zur Nacht. *Dosis-Max:* 150mg.

Desipramin:
Selektive NA-Reuptake-Hemmung. *Startdosis:* 25 mg. *Steigerung:* alle 4–7 Tage um 25 mg auf (50)–75 mg. *Zieldosis:* 75 mg, verteilt auf 2–3 Gaben über Tag. *Dosis-Max:* 150 mg.
Desipramin-Typ ist bei schmerzhaften diabetischen und postzosterischen Neuralgien laut Datenlage ähnlich wirksam wie Amitriptylin-Typ, ist aber für die Schmerzbehandlung nicht zugelassen.

Alternative Antidepressiva

Nicht selten sind trizyklische Antidepressiva in ihrem Einsatz limitiert durch Nebenwirkungen in Abhängigkeit von ihrer Affinität zu unterschiedlichen Transmittersystemen (siehe NW von TCA und deren NNH). Deshalb stellt sich die Frage nach der Wirksamkeit besser verträglicherer Substanzen aus der Klasse der Antidepressiva.

Selektive Serotonin-Wiederaufnahmehemmer (SSRI)
Insgesamt müssen die vorliegenden Ergebnisse (bislang nur zur Therapie der diabetischen Polyneuropathie) mit SSRI als wenig erfolgreich bewertet werden. Eine aktu-

elle systematische Cochrane-Analyse zeigt aber auch in der Prophylaxe von Migräne keine Wirkung und auch in der Prophylaxe von Spannungskopfschmerzen sind SSRI`s den TCA deutlich unterlegen (Moja et al., 2005).

Kombinierte Serotonin- und Noradrenalin-Wiederaufnahmehemmer (SSNRI)

In Hinblick auf die Aktivierung unseres körpereigenen „Schmerzhemmsystems" im Bereich des Hirnstamms und der deszendierenden inhibitorischen Bahnen scheint für die Therapie neuropathischer Schmerzsyndrome ein kombinierter Serotonin- und Noradrenalin- Wiederaufnahmehemmer ideal geeignet zu sein, der bei guter Wirksamkeit kein ausgeprägtes Nebenwirkungsprofil zeigt.

Derzeit ist zur Schmerztherapie (schmerzhafte diabetische Polyneuropathie) nur Duloxetin zugelassen.

Venlafaxin: (z.B. Trevilor®, Vandral®)
Als erstes SSNRI wurde 1996 Venlafaxin in Deutschland zugelassen, es ist seit 2000 auch in retardierter Formulierung erhältlich. Gegenüber klassischen TCAs zeichnet sich Venlafaxin durch das Fehlen zusätzlicher rezeptorblockierender Eigenschaften und damit durch eine bessere Verträglichkeit aus.

Bei Venlafaxin ist in niedriger Dosierung lediglich die Serotonin-Wiederaufnahmehemmung relevant, in höheren Dosierungen kommt es zusätzlich zu einer Noradrenalin-Wiederaufnahmehemmung.
Bis heute gibt es nur eine limitierte Evidenz für die Verwendung von neueren, selektiven Wiederaufnahmehemmern und einer aktuellen systematischen Cochrane-Analyse (Saarto et al, 2005) ist aufgrund der als unzu-

reichend eingeschätzten Datenlage keine Evidenzempfehlung zu entnehmen. Aktuellere Ergebnisse doppelblinder, randomisierter, plazebokontrollierter Studien zeigen aber die moderate Wirksamkeit von Venlafaxin bei Patienten mit unterschiedlichen neuropathischen Schmerzen.

Die NNT bei 244 Patienten mit schmerzhafter DPN lag nach 6 Wochen Therapie mit 150-225 mg retardierter Substanz bei 4,5 (Rowbotham et al. 2004). Ein Vergleich zwischen Imipramin 150mg und Venlafaxin 225mg in einem crossover RCT (Sindrup et al. 2003) ergab eine vergleichbare Wirkung bei Patienten mit schmerzhafter Polyneuropathie (NNT: Venlafaxin: 5.2, Imipramin 2.7). Eine zweiwöchige placebokontrollierte Studie zur präemtiven Gabe von Venlafaxin beginnend in der Nacht vor OP einer Mastektomie bei Patientinnen mit Mamma-Carcinom ergab ein signifikant geringeres Auftreten von Postmastektomiesyndromen sechs Monate postoperativ (Reuben et al. 2004). Auch in niedrigeren Dosen (75–150mg) konnte eine Wirksamkeit auf das Schmerzempfinden von Patienten mit neuropathischen Schmerzen klinisch und neurophysiologisch (QST) nachgewiesen werden. Venlafaxin wirkt antriebssteigernd und sollte daher morgens verabreicht werden. Nebenwirkungen sind vor allem Übelkeit, Unruhe, Schlafstörungen und Inappetenz. *Startdosis:* je nach Indikation, z.B. 37,5 mg p.o. *Steigerung:* nach 7–14 Tagen auf *Zieldosis:* 75–225mg retard p.o. als Einmaldosis morgens. *Dosis-Max:* 375 mg.

Duloxetin: (z.B. Cymbalta®)
Für den dualen Serotonin- und Noradrenalin-Wiederaufnahmehemmer Duloxetin konnte unlängst in einem RCT an 457 Patienten mit schmerzhafter diabetischer

Polyneuropathie für Tagesdosen von 60-120mg ein positiver Effekt auf neuropathische Schmerzen nachgewiesen werden (Goldstein et al. 2005). Die Verträglichkeit ist gut, Übelkeit, Mundtrockenheit, Appetitabnahme und Verstopfung sind die am häufigsten geklagte Nebenwirkungen. In den USA warnte der Hersteller (schriftlich im Oktober 2005) vor Hepatotoxizität. Duloxetin ist in Deutschland in zwei Wirkstärken (30/60mg) erhältlich. Klinische Erfahrungen zeigen eine bessere Verträglichkeit durch einschleichende Dosierung. *Startdosis:* (30)– 60 mg p.o. *Steigerung:* nach 7–14 Tagen auf *Zieldosis:* 60 mg p.o. als Einmaldosis morgens. *Dosis-Max:* 60 mg.

Mirtazapin: (z.B. Remergil®)
Mirtazapin ist eine Weiterentwicklung von Mianserin. Anders als die beiden oben genannten Antidepressiva ist Mirtazapin kein Wiederaufnahmehemmer, sondern eine dual wirksame Substanz, die prä- und postsynaptische alpha-2-Adrenorezeptoren blockiert, konsekutiv die Freisetzung von Noradrenalin und Serotonin steigert und damit die noradrenerge und serotonerge Neurotransmission erhöht. Darüber hinaus werden selektiv die serotonergen $5-HT_2$- und $5-HT_3$-Rezeptoren blockiert, so dass es zu keinen serotonergen Nebenwirkungen kommt (Noradrenerg-spezifisch serotonerges Antidepressivum – NaSSA). Mirtazapin hat im Gegensatz zu TCA praktisch keine unerwünschten anticholinergen Wirkungen. Es besitzt einen ausgeprägten H_1-antagonistischen Effekt, der dosisabhägig ist. Durch diese antihistaminerge Wirkung wirkt es in niedrigen Dosen (15-30 mg) sedierend und schlafanstoßend und sollte daher vorwiegend abends kurz vor dem Einschlafen gegeben werden. Medikamentenwechselwirkungen sind selten. Als häufige unerwünschte Wirkung ist eine mäßige Gewichtszunahme zu

beachten. Weiterhin fehlt für Mirtazapin eine ausreichende Studienlage, außer einer Vielzahl tierexperimenteller Daten, unkontrollierter Studien und guten persönlichen klinischen Erfahrungen gibt es keine Daten aus RCTs. *Startdosis:* 15 mg p.o. oder 6 mg i.v.; *Steigerung:* nach 4–7 Tagen auf *Zieldosis:* 30–45 mg p.o. als Einmaldosis zur Nacht. *Dosis-Max:* 45 mg.

Antikonvulsiva mit Wirkung auf neuronale Calciumkanäle (Gabapentin und Pregabalin)

Wirkmechanismus von Antikonvulsiva vom Ca-Kanal-Typ:

❱ Modulation spannungsabhängiger Calciumkanäle → reduzierter Ca^{++}-Influx in die Zelle → reduzierte elektrische Erregbarkeit von Neuronen.

❱ Der definitive Wirkmechanismus von Gabapentin ist nicht restlos geklärt, eine Wirkung über spannungsabhängige Calciumkanäle scheint am warscheinlichsten. Sicher ist, dass Gabapentin nicht die Wirkung von GABA im ZNS nachahmt. Als weitere mögliche Mechanismen werden eine Verstärkung von Synthese und Freisetzung des schmerzhemmenden Transmitters GABA sowie die Beeinflussung des Stoffwechsels von Glutamat (dem wichtigsten erregenden ZNS-Transmitter) angenommen.

Nebenwirkungen von Antikonvulsiva vom Ca-Kanal-Typ:

❱ *Gabapentin* und *Pregabalin* besitzen ein ähnliches Nebenwirkungsspektrum: Schwindel, Benommenheit und Schläfrigkeit, Kopfschmerzen, Gewichtszunahme, Ödembildung und andere werden am häufigsten beschrieben.

→ Hieraus leiten sich für jede Substanz die Kontraindikationen ab.

Therapeutisches Vorgehen:
Vor und unter Therapie werden für Gabapentin und Pregabalin keine Laborkontrollen empfohlen.

Pregabalin: (Lyrica®)
Der Kalzium-Kanal-Modulator Pregabalin ist für die Behandlung von peripheren neuropathischen Schmerzen zugelassen. Die Substanz bindet selektiv und mit hoher Affinität an die präsynaptischen alpha2-delta-Untereinheiten spannungsabhängiger Kalziumkanäle auf Nervenzellmembranen und moduliert den Kalziumstrom in die Nervenzelle. Dadurch wird bei neuronalen Übererregungszuständen der Kalziumeinstrom in die Neurone reduziert und die Freisetzung exzitatorischer Neurotransmitter, wie beispielsweise Glutamat, Noradrenalin und Substanz P, vermindert. Dies bewirkt die analgetischen, antikonvulsiven und anxiolytische Eigenschaften von Pregabalin. Sowohl in vitro als auch in vivo ist Pregabalin bzgl. seiner antikonvulsiven und antineuropathischen Wirkungen potenter als Gabapentin.

Solide kontrollierte Studien liegen für die schmerzhafte diabetische Polyneuropathie, die postzosterische Neuralgie, die Fibromyalgie und neuropathische Schmerzen nach Rückenmarktrauma vor.

Acht von insgesamt zehn durchgeführten RCTs ergaben signifikante Ergebnisse bezüglich des Endpunktes Schmerzreduktion. Die NNT bei Patienten, die unter einer postzosterischen Neuralgie und/oder einer schmerzhaften diabetischen Polyneuropathie leiden, liegt nach verschiedenen Untersuchungen zwischen 3,4 und 4,2 (95 % CI 2,6–7,3) (Freynhagen et al. 2005 a).

Zusätzlich ist die Wirksamkeit an über 650 Patienten in offenen Langzeitstudien über mehr als ein Jahr gezeigt worden, ohne dass sich Toleranz eingestellt hat. Eine offene Langzeitstudie, an der therapieresistente Patienten mit postherpetischer Neuralgie, diabetischer Polyneuropathie oder Fibromyalgie teilnahmen, zeigte einen analgetischen Effekt von Pregabalin bei Patienten, bei denen Gabapentin in adäquaten Dosen (> 1.800mg) keine Wirkung erzielen konnte (Gabapentin-Nonresponder).

Die Nebenwirkungen von Pregabalin sind dosisabhängig, der Schweregrad der Nebenwirkungen war bei allen kontrollierten Studien in der Regel leicht bis mäßig. Die Abbruchrate aufgrund von Nebenwirkungen lag bei 13 % bei Patienten unter Pregabalin und bei 7 % bei Patienten unter Plazebo.

Am häufigsten berichtet wurde in den Studien über Schwindel, Benommenheit, Schläfrigkeit, Gewichtszunahme und das Auftreten von peripheren Ödemen. Pregabalin verursacht laut Studienlage keine Organtoxizität. Es wird schnell und nahrungsunabhängig absorbiert und hat ein günstiges pharmakokinetisches Profil. Pregabalin wird im Körper nicht nennenswert verstoffwechselt, daher ist bei eingeschränkter Leberfunktion keine Dosisanpassung notwendig und es sind keine klinisch relevanten pharmakokinetischen Interaktionen – auch nicht mit anderen Antiepileptika, Kontrazeptiva oder Alkohol – zu erwarten. Es wird unverändert renal ausgeschieden. Bei Patienten mit eingeschränkter Nierenfunktion ist eine dementsprechende Dosisreduktion vorzunehmen. Bei

Patienten mit eingeschränkter Nierenfunktion ist eine dementsprechende Dosisreduktion vorzunehmen. Studien und erste klinische Erfahrungen konnten zeigen, das sich der Wirkbeginn von Pregabalin bereits in den ersten Behandlungstagen bemerkbar macht. Die schmerzlindernde und schlafverbessernde Wirkung (damit wird durch Pregabalin eine häufig bei neuropathischen Schmerzen auftretende Komorbidität erfolgreich mitbehandelt) tritt vielfach bereits unter der Startdosis von 2x 75mg/Tag ein, die unabhängig von den Mahlzeiten in zwei oder drei Einzeldosen eingenommen werden kann (Freynhagen et al. 2005 d).

Pregabalin braucht nicht kompliziert titriert zu werden, sondern lässt sich einfach aufdosieren. *Startdosis*: Es empfiehlt sich die erste Dosis mit 75mg zur Nacht zu beginnen und am nächsten Tag auf 75-0-75mg zu steigern. *Steigerung*: Entsprechend der Wirkung und der individuellen Verträglichkeit kann die Dosis nach 3–7 Tagen auf 300mg täglich erhöht werden. Bei Bedarf kann diese nach weiteren 7 Tagen auf die Tageshöchstdosis von 600mg (300-0-300) gesteigert werden. *Zieldosis*: nach Wirkung 150–600mg. *Dosis-Max*: 600mg. *Dialysepatienten*: Pregabalin wird durch Hämodialyse wirksam aus dem Plasma eliminiert (50 % in 4 Std.). Bei Dialysepatienten sollte die Dosis entsprechend der Nierenfunktion angepasst werden. Neben der berechneten Tagesdosis sollte eine Zusatzdosis von 25–100mg als einzelne, ergänzende Dosis direkt nach jeder Hämodialyse-Behandlung verabreicht werden. Spiegelbestimmungen und regelmäßige Laborkontrollen der Substanz sind nicht erforderlich. In Ausnahmefällen (z.B. bei multimorbiden oder sehr alten Patienten mit eingeschränkter Nierenfunktion) kann es sinnvoll sein, mit einer niedrigeren Dosis zu beginnen und eine Dosissteigerung langsamer vorzunehmen.

Gabapentin: (z.B. Neurontin®)
Gabapentin ist in Deutschland als einzige Substanz für alle neuropathischen Schmerzen im Erwachsenenalter zugelassen. Die Substanz bindet wahrscheinlich ebenso wie Pregabalin an die präsynaptischen alpha2-delta-Untereinheiten spannungsabhängiger Kalziumkanäle auf Nervenzellmembranen und moduliert den Kalziumstrom in die Nervenzelle. Die wissenschaftliche Datenlage zu Gabapentin ist überdurchschnittlich gut. Es liegen große doppelblinde, randomisierte, placebokontrollierte Studien vor, die die gute Verträglichkeit und Wirksamkeit dieser Substanz für unterschiedliche neuropathische Schmerzsyndrome belegen. Eine aktuelle systematische Cochrane-Analyse erbringt klare Evidenz für eine effektive Verwendung von Gabapentin bei neuropathischen Schmerzen (Wiffen et al. 2005) und berechnet die NNT über alle Studien mit chronischen Schmerzpatienten mit 4,3 (95 % CI 3,5– 5,7). Eine NNH für schwerwiegende Nebenwirkungen, die zum Studienabbruch führten, wurde als nicht signifikant, eine NNH für leichtere NW mit 3,7 (95 % CI 2,4–5,4) berechnet. Untersuchungen zur diabetischen Polyneuropathie zeigen eine NNT von 2,9 (2,2–4,3), zur postzosterischen Neuralgie von 3,9 (3–5,7). Eine aktuelle Studie mit Gabapentin an Patienten mit diabetischer Neuropathie oder postherpetischer Neuralgie weist darauf hin, dass eine Gabapentin-Morphin-Kombinationstherapie der Monotherapie mit einer der beiden Substanzen zur Behandlung neuropathischer Schmerzen überlegen ist (Gilron et al., 2005). Da die maximal tolerierten Dosierungen von Gabapentin und Morphin bei ausgeprägterer Wirkung unter der Kombinationstherapie niedriger waren als unter der Monotherapie mit beiden Wirkstoffen, könnten die beiden Substanzen tatsächlich einen additiven analgetischen Effekt aufweisen.

70

Gabapentin zeigt günstige pharmakokinetische Eigenschaften. Die Resorption aus dem Magen-Darm-Trakt ist dosisabhängig. In höheren Dosen ist die Resorption allerdings nicht linear, vermutlich infolge Absättigung der Transportsysteme. Die Tagesgesamtdosis wird auf drei Einzeldosen verteilt. Bei unzureichender Wirkung muss die Zieldosis ausgenutzt werden, da erfahrungsgemäß einige Patienten erst ab Dosen $\geq$ 2400 mg/Tag profitieren. Eine analgetische Wirkung steht in der Regel erst nach dem Auftitrieren auf eine adäquate Dosis von mindestens 1.200–1.800 mg zu erwarten. *Startdosis:* 300(–900) mg *Steigerung:* täglich um 300 mg bis auf 1200 mg [0-0-300; 300-0-300; 300-300-300; 300-300-600 mg]; *Zieldosis:* 1.800(–2.400) mg; *Dosis-Max:* 3.600 mg. *Dialysepatienten:* Loading dose bei Erstbehandlung 300–400 mg. Im Verlauf immer nur nach Hämodialyse 200–300 mg → an dialysefreien Tagen keine Behandlung **Kinder**: *Startdosis:* 10 mg/kgKG an Tag 1; 20 mg/kgKG an Tag 2; *Zieldosis:* 30 mg/kgKG ab Tag 3; *Dosis-Max:* 35 mg/kgKG/Tag. (Bei Kindern nur im Bereich Epilepsie zugelassen).

Antikonvulsiva mit Wirkung auf neuronale Natriumkanäle

Wirkmechanismus von Antikonvulsiva vom Na-Kanal-Typ:

▶ Diese Substanzen haben einen membranstabilisierenden Effekt und damit die Fähigkeit, ektope Impulse aus sensibilisierten Arealen zu unterbinden und neuronale Übererregbarkeit, nicht aber die normale Aktivität, zu hemmen. Die meisten Antikonvulsiva dieses Typs haben mehrere, kombinierte Wirkungsmechanismen.
▶ Blockade schnellfeuernder, spannungsabhängiger Natriumkanäle.

- Hemmung der posttetanischen Potentierung.
- GABAerge Wirkung → Hemmung der neuronalen Erregungsausbreitung.
- Hemmung der Glutamat-gesteuerten erregenden Transmission an NMDA-, AMPA-, Kainat-Rezeptoren.

Nebenwirkungen von Antikonvulsiva vom Na-Kanal-Typ:

In Abhängigkeit vom individuellen Wirkmechanismus findet man unterschiedliche NW.

- *Carbamazepin:* Hautausschlag, Schwindel, Sedierung, Müdigkeit, kognitive Störungen, Ataxie, Allergische Reaktionen, Blutbildveränderungen, Hyponatriämie, Lebertoxizität, Medikamenteninteraktionen u.a.
- *Oxcarbazepin:* Schläfrigkeit, Schwindel, Kopfschmerzen, Doppelbilder, Unruhe, Übelkeit, Erbrechen, Gedächtnisstörungen, Blutbildveränderungen, Hyponatriämie, Lebertoxizität, Medikamenteninteraktionen u.a.
- *Lamotrigin:* arzneimittelallergisches Exanthem (Rush), Doppelbilder, Tremor, Ataxie, Blutbildveränderungen, Lebertoxizität, Medikamenteninteraktionen u.a.

→ Hieraus leiten sich für jede Substanz die Kontraindikationen ab.

Therapeutisches Vorgehen:

Hinweis: Bitte beachten Sie den Zulassungsstatus des jeweiligen Präparates

Vor und unter Therapie sind für Antikonvulsiva vom Na-Kanal-Typ je nach Substanz Labor- (Blutbild, Transaminasen, Na⁺) und eventuell Spiegelkontrollen empfohlen.

Carbamazepin: (z.B. Tegretal®, Timonil®)
Carbamazepin war eines der ersten Antiepileptika, welches für die Behandlung neuropathischer Schmerzen

zugelassen wurde. Die Wirkungsweise von Carbamazepin beruht auf der Blockade schnellfeuernder, spannungsabhängiger Natriumkanäle. Die Wirksamkeit wurde in plazebokontrollierten Studien belegt. Auch eine aktuelle systematische Cochrane-Analyse ergab Evidenz für eine effektive Verwendung von Carbamazepin bei neuropathischen Schmerzen, verwies aber auf kleine Fallzahlen (Wiffen, 2005). Carbamazepin hat eine sehr gute NNT (Trigeminusneuralgie: 1,8 [95 % CI 1,4–2,8], schmerzhafte Neuropathie 3,3 [95 % CI 2–9,4], zentraler Schmerz: 3,4 [95 % CI 1,7–10,5]), jedoch auch eine niedrige Number-Needed-to-Harm. Eine NNH für schwerwiegende Nebenwirkungen, die zum Studienabbruch führten, wurde nicht angegeben, eine NNH für leichtere Nebenwirkungen mit 3,7 (95 % CI 2,4–7,8) berechnet. In allen Studien berichteten die Patienten über unerwünschte Nebenwirkungen, so dass bis zu 70 Prozent der Behandelten wegen Müdigkeit, Somnolenz, Verwirrtheit, Schwindel und anderen Störungen die Behandlung abbrechen mussten. Problematisch sind vor allem die ausgeprägten Medikamenteninteraktionen. Die Aufdosierung sollte zu Verminderung initialer NW langsam und einschleichend vorgenommen werden, idealerweise über 4 Wochen. Die Substanz sollte dann möglichst in retardierter Form, verteilt auf ein bis zwei Einzeldosen, verordnet werden. Carbamazepin ist die am besten untersuchte Substanz zur Therapie der Trigeminusneuralgie und gilt hier nach wissenschaftlicher Datenlage als Medikation der ersten Wahl. Da bei der Wahl eines Präparats nicht allein die Wirksamkeit, sondern auch das Profil unerwünschter Wirkungen ausschlaggebend für die Therapieentscheidung sein sollte, gilt Carbamazepin heute für alle anderen neuropathischen Schmerzsyndrome nur noch als Substanz der zweiten Wahl.Die Dosierung ist je nach Indikation unterschiedklich. Für neuropathische Schmerzen gilt als Richtwert: *Startdosis* 100–200 mg. *Zieldosis:* 600–1.200 mg. *Steigerung:* alle 3–5 Tage um 100 mg bis auf Zieldosis oder bis zum Sistieren der Schmerzattacken. *Dosis-Max:* 1400 mg/Tag; **Kinder**: *Startdosis:* 1–2mal tgl. 50–100 mg; *Zieldosis:* 10–20 mg/kgKG/Tag (Bei Kindern nur im Bereich Epilepsie zugelassen).

Ein therapeutischer Serumspiegel in Bezug auf einen analgetischen Effekt ist nicht gesichert. Nach klinischen Erfahrungen sollten zunächst Werte zwischen 4–6 µg/ml angestrebt werden. Laut Fachinformation wird bei Trigeminusneuralgie eine Schmerzlinderung bei Plasmakonzentrationen von 5–18 µg/ml erreicht. Vor und unter Therapie sind regelmäßige Laborkontrollen (Blutbild, Elektrolyte, Leber- und Nierenwerte, Spiegelbestimmungen) vorgeschrieben.

Oxcarbazepin: (z.B. Trileptal®, Timox®)
Oxcarbazepin besitzt als moderner Carbamazepin-Abkömmling das gleiche Wirkspektrum wie Carbamazepin, unterscheidet sich aber geringfügig im Rezeptorprofil. Als Wirkungsmechanismus wird wie bei Carbamazepin eine Blockade spannungsabhängiger Natrium-Kanäle diskutiert (Oxcarbazepin blockiert andere Untereinheiten), was zu einer Stabilisierung übererregter Nervenmembranen, einer Hemmung hochfrequenter neuronaler Aktivität und einer Verminderung der Ausbreitung von postsynaptischen Impulsen führt. Trotz der strukturellen Ähnlichkeit mit Carbamazepin wird die neue Substanz anders metabolisiert. Während Carbamazepin zunächst zum Epoxid umgesetzt wird, dem viele Toxizitätsprobleme zugeschrieben werden,

wird Oxcarbazepin zum aktiven Monohydroxy-Derivat metabolisiert. Außerdem findet keine Autoinduktion der Metabolisierung statt. Deshalb ist eine nachträgliche Dosissteigerung bei Oxcarbazepin nicht nötig. Oxcarbazepin inhibiert CYP 2C19 und induziert CYP 3A4, wenn auch deutlich geringer als Carbamazepin. Deshalb muss inbesondere in höheren Dosierungen mit Interaktionen mit einigen anderen Arzneistoffen wie Phenobarbital, Phenytoin, Carbamazepin, Calciumantagonisten oder peroralen Kontrazeptiva gerechnet werden, die eventuell Dosisangleichungen notwendig machen. Die Nebenwirkungen sind ähnlich wie bei Carbamazepin, aufgrund der fehlenden Epoxidbildung aber seltener. Unter anderem werden Exantheme, Schwindel, Übelkeit, kognitive Beeinträchtigungen häufig genannt. Hyponatriämie ist unter Oxcarbazepin ebenfalls möglich. Anfang 2005 wurde seitens des Herstellers auf schwere Hautschäden (darunter das Stevens-Johnson-Syndrom und die toxische epidermale Nekrolyse) und eine spezielle „Multi-Organ"-Überempfindlichkeit hingewiesen. Es sind Kreuzreaktionen mit Carbamazepin möglich, das heißt, bei etwa 25–30 % der Patienten, die von Überempfindlichkeitsreaktionen betroffen sind, entwickeln sich diese sowohl unter Oxcarbazepin wie unter Carbamazepin. Oxcarbazepin ist nicht für die Behandlung neuropathischer Schmerzen zugelassen. Die Studienlage zur Therapie neuropathischer Schmerzen ist übersichtlich. Ein aktueller RCT an 146 Patienten mit schmerzhafter diabetischer Polyneuropathie weist eine Wirksamkeit mit einer NNT von 6 nach. Sonst zeigen lediglich offene Studien bei Patienten mit Trigeminusneuralgie eine mindestens ebenso gute Wirkung wie die von Carbamazepin, wobei die erforderlichen Dosen bei 900 bis 1800 mg /d liegen. Die Behandlung kann bereits mit therapeutischer Dosis begonnen werden. *Startdosis:* 2 x 300 mg; *Zieldosis:* 600–1.200 mg; *Steigerung:* alle 7 Tag in Schritten von höchstens 600 mg bis auf Zieldosis oder bis zum Sistieren der Schmerzattacken. Die Tagesgesamtdosis soll auf zwei Einzeldosen verteilt werden. *Dosis-Max:* 2400 mg/Tag; **Kinder:** *Startdosis:* 8–10mg/kgKG/Tag; *Zieldosis:* 30 mg/kgKG/ Tag; *Dosis-Max:* 46 mg/kgKG/Tag.

Das Dosisäquivalenz von Carbamazepin zu Oxcarbazepin beträgt 1:1,5 (Erfahrungsregel). Spiegelbestimmungen sind nicht erforderlich. Vor und unter Therapie sind Routinelaborkontrollen incl. der Serum-Natriumwerte zu erwägen, u.a. bei Risikopatienten.

Lamotrigin: (z.B. Lamictal®, elmendos®)
Lamotrigin blockiert spannungsabhängige Natriumkanäle auf sensibilisierten nozizeptiven Neuronen mit ektoper Erregungsausbildung im peripheren und zentralen Nervensystem. Für Lamotrigin wird zusätzlich eine indirekte Hemmung von NMDA-Rezeptoren durch Hemmung der Freisetzung von Glutamat angenommen. Die Daten zu Lamotrigin sind widersprüchlich. Einige plazebokontrollierte Studien belegen die Wirksamkeit des Antiepileptikums bei HIV-assoziierter Neuropathie, bei der Ischialgie, der schmerzhaften diabetischen Polyneuropathie und in der Behandlung zentraler Schmerzen, eine Zulassung besteht nicht. Von Lamotrigin ist eine Untersuchung als Add-on-Therapie bei Trigeminusneuralgie bekannt, die eine sehr günstige NNT von 2,1 (95 % CI 1,3–6,1) ergab. In anderen Studien hingegen konnte keine signifikante Schmerzreduktion festgestellt werden. Zu beachten ist das mögliche Auftreten eines arzneimittelallergischen Exanthems, welches

besonders bei schneller Aufdosierung auftritt (Rash). Ein Nachteil von Lamotrigin ist daher, dass es nur sehr langsam eindosiert werden darf (ca. 8–12 Wochen bis zum Erreichen der Erhaltungsdosis). Dies gilt besonders für das Kindesalter. Das Risiko für diese Nebenwirkung kann aber dadurch reduziert werden („start low, go slow"). Andere unerwünschte dosisabhängige Nebenwirkungen unter Lamotrigin sind u.a. Doppelbilder, Kopfschmerzen, Schwindel, Tremor und Ataxie. In Monotherapie (der Epilepsie) bei Erwachsenen gilt: *Startdosis*: 25 mg/Tag (1x tgl), nach 2 Wochen Steigerung auf 50 mg/Tag (1x tgl). Erhöhung alle 1–2 Wochen um 50–100 mg bis zur *Zieldosis* von 100–200 mg/Tag (1x oder 2x tgl). Dosisanpassung bei Komedikation ist erforderlich. Insbesondere zu Beginn der Behandlung sind regelmäßige Leberfunktionstest durchzuführen.

Langwirksame Opioide

Dem kritischen Einsatz von Opioiden der WHO-Stufe II oder III in retardierter Form ist nach neueren kontrollierten Studien ebenfalls eine wesentliche Rolle im Algorithmus der Therapie neuropathischer Schmerzen zuzuschreiben. Wissenschaftliche Studien konnten deutlich machen, dass auch neuropathische Schmerzen opioidsensibel sind und häufig gut auf die Therapie ansprechen. Dabei gibt es responder und non-responder auf orale oder transdermale Opioide. Sprechen Patienten auf eine Therapie mit Opioiden an, lag nach einer aktuellen Metaanalyse bei Patienten mit Nicht-Tumor-Schmerzen (nicht ausschließlich nur Patienten mit neuropathischen Schmerzen) die Schmerzreduktion bei durchschnittlich 30 % vom Ausgangswert (Kalso et al. 2004). Die systematische Analyse von 15 RCTs mit 1.145 Patienten unter

WHO III Opioiden ergab, dass nur eine Minderheit der Patienten von einer längerfristigen Opioid-Therapie profitierte, nur 44 % wurden am Ende von insgesamt sechs Follow-up-Studien (7–24 Monate) noch mit Opioiden behandelt. Es gilt aber zu bedenken, dass es keine vergleichbaren Untersuchungen zu allen anderen in der Therapie neuropathischer Schmerzen verwendeten Substanzklassen gibt, und dass somit keine vergleichende Bewertung dieser Aussage möglich ist. Nebenwirkungen unter starken Opioiden waren häufig, 80 % aller Patienten zeigten mindestens eine. Obstipation (41 %), Übelkeit (32 %) und Schläfrigkeit (29 %) wurden am häufigsten beklagt. Die o.g. Metaanalyse ergab einen guten prädiktiven Wert einer i.v. Opioid-Testung (z.B. Fentanyl), um non-responder auf orales oder transdermales Opioid zu identifizieren.

Rahmenbedingungen einer Opioidlangzeitanwendung bei nicht tumorbedingten chronischen Schmerzen, entstanden aus einer formalisierten Diskussion zwischen 70 Schmerzspezialisten, wurden bereits 2002 im Deutschen Ärzteblatt dargestellt (Sorgatz et al. 2002). „Nach Abklärung aller ursächlichen Therapiemöglichkeiten (einschließlich operativer Eingriffe) sowie von multimodalen, interdisziplinären Behandlungskonzepten kommen (u.a.) Schmerzen infolge von Erkrankungen des Gehirns, des Rückenmarks oder des peripheren Nervensystems (zum Beispiel: Encephalitis disseminata, Multiple Sklerose, andere Entmarkungserkrankungen, Hirninfarkt und Hirnblutung, Querschnittssyndrome, Syringomyelie, Phantomschmerz, postzosterische und andere Mono- oder Polyneuropathien) für eine Opioidanwendung infrage". Es liegen nicht für alle Opioide RCTs vor, die eine Wiksamkeit bei neuropathischen Schmerzen belegen. Aufgrund ihres zumeist gleichen Wirkmechanismus am μ-Rezeptor (Ausnahme: Tramadol und Buprenorphin) und ihres häufigen Einsatzes handeln wir hier aber kurz die gängigsten Substanzen der WHO Stufen II und III gemeinsam ab.

Wirkmechanismus der Opioide:

Als Maß für die Wirkstärke eines Opioids gilt seine äqui-analgetische Potenz. Diese gibt an, wie stark eine paren-teral verabreichte Substanz im Vergleich zu parenteral verabreichtem Morphin wirkt. Morphin gilt dabei als Referenzsubstanz mit der Potenz 1.

▮ Opioide gelten als Prototypen der zentral wirksamen Analgetika. Sie entfalten ihre Wirkung durch Bindung an spezifische Opioidrezeptoren im ZNS, hauptsäch-lich durch Bindung an den μ-Rezeptor [Opioidrezep-tor-Subtypen: μ, κ, δ].
Buprenorphin ist ein Partialagonist (partieller Agonist am μ- und Antagonist am κ-Rezeptor), Tramadol ent-faltet seine Wirkung zum Teil auch über eine Wieder-aufnahmehemmung der Neurotransmitter NA + 5-HT.

▮ Eine Aktivierung von Opioidrezeptoren auf periphe-ren Endigungen sensorischer Neuronen führt ebenfalls zur Analgesie.

▮ μ- und κ-Rezeptoren vermitteln eine Entzündungs-hemmung.

▮ Opioide können im Tierexperiment eine zentrale Sen-sibilisierung in vivo rückgängig machen (Depotenzie-rung).

Unerwünschte Wirkungen/Nebenwirkungen von Opioiden:

Sämtliche Opioide haben ein ähnliches Wirkungs- und Nebenwirkungsprofil, wobei sich die unerwünschten

Wirkungen einer akuten deutlich von denen einer chronischen Opioidtherapie unterscheiden:

▸ Akute Opioidtherapie: Sedierung, Atemdepression, Erbrechen, Übelkeit, Euphorie, Obstipation, Miosis, Abhängigkeit (physisch/psychisch) und andere.

▸ Chronische Opioidtherapie: Obstipation, Sedierung, Müdigkeit, Übelkeit, Erbrechen, Schwitzen, Euphorie, Miosis, Juckreiz, Verwirrtheit, Halluzinationen, Abhängigkeit (physisch/psychisch), Atemdepression und andere.

▸ Unerwünschte Wirkungen einer Opioidanwendung sind zu beobachten und systematisch zu behandeln. Eine psychische Opioidabhängigkeit sowie Atemdepression tritt nach klinischen Beobachtungen bei chronischer Opioidtherapie unter Beachtung der therapeutischen Regeln sehr selten auf.

Therapeutisches Vorgehen:

Opioide werden in Anlehnung an das WHO-Stufenschema eingesetzt. Demnach ist die Indikation weitaus strenger zu stellen als bei Patienten mit malignen Schmerzen. Dies bedeutet selbstverständlich nicht, dass einem Patienten mit starken Schmerzen, die anderweitig nicht mehr behandelbar sind, Opioide vorenthalten werden sollen. Die Indikation sollte jedoch stets interdisziplinär erarbeitet werden.

Eine prinzipielle Zurückhaltung ist aber schon deshalb nicht gerechtfertigt, weil Opioide im Unterschied zu z.B. NSAID kaum Organtoxizität aufweisen. Da die Auswirkung von Opioiden auf die Keimbahn aber noch ungeklärt ist, sollte ein Konzeptionsschutz empfohlen werden. Für Schwangere, Kinder und Jugendliche sollte die Indikation zur Opioidlangzeitanwendung nur in dafür spezialisierten schmerztherapeutischen Einrichtungen gestellt werden.

Nach der Entscheidung für eine Opioidgabe sollte eine langsame Titration erfolgen, wobei häufige Nebenwirkungen wie Obstipation bereits bei Therapiebeginn prophylaktisch zu behandeln sind. Die Dosis orientiert sich am analgetischen Effekt, wobei jedoch eine möglichst niedrige Dosierung angestrebt wird (evtl. durch sinnvolle Kombination mit Koanalgetika). Solange keine Nebenwirkungen auftreten, kann die Dosis gesteigert werden. Substanzen mit retardierter Galenik oder langer Wirkungsdauer sollen verwendet werden und sind entsprechend der Wirkungszeit nach festem Zeitschema zu verordnen.

Sollen Retardtabletten halbiert werden, sollte die Tbl. eine Bruchrille besitzen, da sonst ein Verlust der Retard-Galenik die Folge ist. Kurzwirksames Morphin sollte nur als „Bedarfsmedikation" bei Schmerzspitzen Verwendung finden. Die Präparatwahl erfolgt nach Schmerzstärke, die Dosierung immer individuell nach Wirkung und NW. Bei Patienten mit Suchtanamnese, mangelnder Compliance und inadäquater Einnahme von suchtfördernden Medikamenten ist die Indikation erst nach einer besonders sorgfältigen Analyse sämtlicher Aspekte des Nutzen-Risikoverhältnisses zu stellen, bzw. es ist zuvor eine stationäre Entzugs- und evtl. Entwöhnungsbehandlung erforderlich.

Bei fehlender Analgesie, zunehmendem Dosisbedarf oder auf Dauer nicht tolerablen Nebenwirkungen muss die Therapie beendet werden. Etliche Patienten nehmen Opioide ein, obgleich sie darunter kaum eine Analgesie haben. Bei diesen Patienten sind „schmerzfremde"

Motive für eine Fortführung der weiteren Anwendung anzunehmen und entsprechend zu evaluieren.

Eine engmaschige Patienten- und Therapieführung, bei WHO-Stufe III möglichst in Kombination mit einem Opioidvertrag, ist obligat [*Download-Opioidvertrag:* www.schmerz.uni-duesseldorf.de]. Insgesamt ist eine solche langfristige Therapiekontrolle auch bei Opioidre-spondern unverzichtbar. Zur Sicherung der Compliance wurden regelmäßige Urinuntersuchungen empfohlen, auch um die Einnahme anderer, suchtfördernden Medikamente wie Benzodiazepine, rechtzeitig zu erkennen. Inwieweit ein solches Procedere in der täglichen Routine praktikabel ist, steht zu diskutieren.

Trotz geringer Organtoxizität sind Laborkontrollen (Leber, Niere) in längeren Zeitabständen empfohlen.
→ Für Umrechnungen der Dosis bei Opioidrotation siehe z.B. die Erlanger-Opioid-Umrechnungstabelle.

WHO-Stufe II = mittelpotente Opioide

Tramadol (z.B. Tramundin®, Tramal®)
→ Relative Potenz zu Morphin: 0,1.
Wirkung zum Teil über eine Wiederaufnahmehemmung der Neurotransmitter NA + 5-HT. Polymorphismen (genetische Varianten) metabolisierender Enzyme, wie z. B. den Cytochromen, haben Auswirkung auf die Meta-bolisierungskapazität von Tramadol (und Codein). So können sogenannte „Poor Metabolizer" für CYP2D6 Tramadol und Codein nicht in ihre M1-Metabolite umwandeln, die für die μ-Opioidrezeptor vermittelte Analgesie entscheidend sind. Von diesen Polymorphis-men betroffene Patienten, immerhin 10 % der Kauka-

sier, erfahren damit keine Analgesie durch Codein und nur eine reduzierte Schmerzreduktion durch Tramadol. Aufdosierung und weitere Erhöhungen können rasch erfolgen. *Startdosis:* 2 mal (^{1}/2)–1 Retardtbl. à 100 mg pro Tag; *Dosis-Max:* 400 mg.

Kinder: Lösung zugelassen ab 1 LJ; *Startdosis:* 1–11 J.: 1–2 mg/kg ≈ 4–36 Tropfen; ≥ 12 J.: 2–3 mal täglich 50–100 mg.

Tilidin/Naloxon: (z.B. Valoron® N retard 50/4, 100/8, 150/12, 200/16 mg; Valoron®N)
→ Relative Potenz zu Morphin: 0,2.
Erste Wahl bei Niereninsuffizienz, da renal unabhängig metabolisiert und damit keine Dosiseinschränkung notwendig ist. Schneller Wirkeintritt, geringere Rate an Obstipation. Aufdosierung und weitere Erhöhungen können rasch erfolgen. *Startdosis:* 2 mal 1 Retardtbl. (50/4)–100/8 mg pro Tag; *Dosis-Max:* 600 mg. Tbl.-Zulassung ab 14. LJ (200/16 erst ab 18J.). ***Kinder***: Lösung zugelassen ab 2 LJ; *Dosis:* bis zu 4 mal täglich 0,5 mg/kg bei KG < 20 bzw 0,7 mg/kg bei KG > 20 kg; Einzeldosis mindestens 7,5 mg; ein Tropfen enthält 2,5 mg; gute Verträglichkeit.

WHO-Stufe III = hochpotente Opioide (Betäubungsmittelrezeptpflichtig)

Morphin: (z.B. MST®, MST®-Continus, MST®-Retard-Granulat, M-long®)
→ Relative Potenz: 1.
Bei Niereninsuffizienz und höherem Alter Kumulation des wirksamen Metaboliten M-6-Glukoronid → erhöhte NW → Immer dosisabhängige Obstipation!

Eine aktuelle Studie an Patienten mit diabetischer Neuropathie oder postherpetischer Neuralgie weist darauf hin, dass eine Morphin-Gabapentin Kombinationstherapie der Monotherapie mit einer der beiden Substanzen zur Behandlung neuropathischer Schmerzen überlegen ist und beide Substanzen tatsächlich einen additiven analgetischen Effekt aufweisen (Gilron et al. 2005).

Startdosis: 1–3 mal 10–30 mg pro Tag; *Dosis-Max:* keine Begrenzung. **Kinder:** *Startdosis:* 0–1 J.: 0,2 mg/kg p.o.; 2–5 J.: 2,5–5 mg/Einzeldosis, 6–12 J.: 5–10 mg/Einzeldosis, je nach Galenik (Tropf. oder Tab.) 4–6 bzw. 8–24 h.; Ret.-Tbl.-Zulassung ab 12. LJ.

Oxycodon: (Oxygesic® 5/10/20/40/80 mg)
→ Relative Potenz zu Morphin: 1(–2).
Wirkung zum Teil über κ-Rezeptoren mit günstigem NW-Profil; Duale Galenik: rascher Wirkeintritt, lange Wirkung. Keine relevanten Metabolite, kein Ceilingeffekt. *Startdosis:* 2 mal 10–20mg pro Tag; *Dosis-Max:* keine Begrenzung. Zulassung >12. LJ.

Fentanyl: (z.B. Durogesic® *SMAT* 12/25/50/75/100 μg/h)
→ Relative Potenz zu Morphin: 80–100.
Transdermale Systeme nur bei stabiler Schmerzsituation einsetzen !
Dosisabhängig geringere Obstipationsrate im Vergleich zu Morphin.
Neue D-Trans® Matrixpflastertechnologie → Eine aktuelle Multicenterstudie ergab eine hohe Patientenakzeptanz bei deutlich verbesserter Hautverträglichkeit (Freynhagen et al. 2005 c).
CAVE: Erhöhte Freisetzung bei Fieber.
Pflasterwechsel zu festen Zeiten, Wirkdauer 72 Stunden.

Bei Dosierung > 300 µg/h (3 große Pflaster), aus Praktikabilitäts-Gründen Opioidwechsel erwägen.

Das kleine Pflaster mit 12 µg/h ist bereits für Patienten ab 2 Jahren zugelassen.

Dosisäquivalente von Morphin:

oral (mg/d)	parenteral (mg/d)	Durogesic® SMAT (µg/h)
30 – 45	5 – 11	12
60 – 90	10 – 22	25
91 – 150	23 – 37	50
151 – 210	38 – 52	75
211 – 270	53 – 67	100
je weitere 60	je weitere 15	je weitere 25

Buprenorphin: (z.B. Transtec® PRO 35/52,5/70 µg/h, Temgesic®)
→ Relative Potenz zu Morphin: 40–50.
Transdermale Systeme nur bei stabiler Schmerzsituation einsetzen!
Buprenorphin ist ein Partialagonist und kann durch herkömmliche Opioidantagonisten nicht antagonisiert werden → Antidot: Doxapram=Dopram® 1 mg/kg; Fraglicher Ceilingeffekt ab 4 mg, der klinisch eher nicht relevant ist. Dosisabhängig geringere Obstipationsrate im Vergleich zu Morphin. Innovative Matrixpflastertechnologie. *CAVE:* Erhöhte Freisetzung bei Fieber. Eine neue europäische Zulassung für den Pflasterwechsel alle 96 Std. ermöglicht nur noch 2 feste Wechseltage des Pflasters. Wirkdauer 96 Stunden. Bei Dosierung > 210 µg/h (3 große Pflaster), aus Praktikabilitäts-Gründen Opioidwechsel erwägen.

Dosisäquivalente von Morphin:

Morphin oral (mg/d)	Transtec® (µg/h)
30–60	35
–90	52,5
–120	70

L-Methadon: (z.B. L-Polamidon®)
→ Relative Potenz zu Morphin: 3-4.
Anders als in den angloamerikanischen Ländern findet in Deutschland das Linksisomer Levomethadon Verwendung, dessen Wirkstärke doppelt so hoch ist, wie die des Razemats. Da es erhebliche Schwankungen in der HWZ (24-48h) aufweist und die Substanz eine hohe Kumulationsgefahr besitzt, sollte L-Methadon nur von im Umgang mit Opioiden erfahrenen Therapeuten eingesetzt werden.

Ein RCT mit dem Razemat Methadon bei gemischten neuropathischen Schmerzen konnte an 18 Patienten eine signifikante Schmerzreduktion nachweisen. Einzelbeobachtungen beschreiben gute Therapieerfolge, wenn es als Primärsubstanz verwendet wird.

Topische, transdermale Therapieoptionen

Als adjuvante Therapie, insbesondere bei gut lokalisierten neuropathischen Schmerzen, kommt eine topische dermale Applikation von Pharmaka in Betracht. Sie wirken überwiegend lokal und zeigen wegen ihrer geringen systemischen Resorption kaum zentralnervöse Nebenwirkungen. Als Hauptindikation wird die postzosterische Neuralgie, seltener die diabetische Polyneuropathie und der Postmastektomieschmerz betrachtet.

Capsaicin: (z.B. Jucurba® Capsicum Schmerz-Emulsion, Capsamol®)

Capsaicin ist ein im roten Pfeffer vorkommender Vanilloid-Rezeptor Agonist, der nach längerfristigem Auftragen zu einem reversiblen Funktionsverlust nozizeptiver Afferenzen führt. Es besitzt einen peripheren Wirkmechanismus, indem es den axonalen Substanz-P-Transport blockiert. Substanz-P-Speicher werden entleert, die erneute Speicherung verhindert. Nicht alle Präparate sind für die Behandlung neuropathischer Schmerzen zugelassen. Verabreicht wird die Substanz auf Salbenbasis in 0,025–0,1 % Lösung. Capsaicin muss in der Regel 4mal täglich für 4–6 Wochen auf das schmerzende Hautareal aufgetragen werden. Es kommt zu einem heftigen Hautbrennen durch die anfängliche Reizung der C-Afferenzen, welches durch die vorangehende Applikation eines Lokalanästhetikums reduziert werden kann. Erfahrungsgemäß führt das zu einer verbesserten Einnahmecompliance und Patientenakzeptanz. Die Intensität des brennenden Schmerzes wird durch die wiederholte Applikation geringer. Langzeitnebenwirkungen sind nicht bekannt. Eine Metaanalyse von sechs klinischen Studien belegt die Wirksamkeit der Substanz bei der Behandlung der schmerzhaften diabetischen Neuropathie. Auch bei der postzosterischen Neuralgie soll Capsaicin wirksam sein. Zwei Studien bei HIV-assoziierter Neuropathie und anderen neuropathischen Schmerzzuständen erbrachten kontroverse Ergebnisse. Wahrscheinlich ist die Konzentration von 0,075 Prozent der Substanz nicht ausreichend, und es wurden deshalb schon Versuche bis zu einer Konzentration von 7,5 Prozent durchgeführt. Da Capsaicin initial dann aber einen extrem ausgeprägten Brennschmerz verursacht, brachen viele Patienten schon früh die Behandlung ab.

Lokalanästhetika: (z.B. EMLA®, Lidoderm®)
Über eine unspezifische Blockade der Natriumionen-
kanäle reduzieren Lokalanästhetika die ektopen Impuls-
generatoren. Bevorzugt bei peripheren, weniger effektiv
auch bei zentralen neuropathischen Schmerzen, wirken
Lokalanästhetika – systemisch verabreicht – analgetisch.
Eine Zulassung hierfür besteht nicht.

In mehreren Studien ist die Wirksamkeit von topisch
applizierten 5% Lidocain-Pflastern als add-on Therapie
bei der postzosterischen Neuralgie und anderen gemischten fokalen Neuropathien nachgewiesen worden (Meier
et al. 2003). Bei der schmerzhaften HIV-Polyneuropa-
thie konnten keine signifikanten Ergebnisse erzielt werden. Bei dieser Anwendung werden die geschädigten
Afferenzen in der Haut direkt beeinflusst. Es handelt sich
nicht um einen systemischen Effekt. Auch Mixturen
unterschiedlicher Lokalanästhetika, wie Lidocain + Pri-
locain (EMLA®) sind als Fertigarzneimittel erhältlich.
Beschrieben wird ein analgetischer Effekt, häufig mit
guter Linderung von Allodynie und Hyperalgesie.
Nebenwirkungen äußern sich bevorzugt in lokalen
Hautreaktionen wie Erythem und Blasenbildung. Aufgrund der geringen systemischen Resorptionsrate sind
kaum zentrale NW zu erwarten. Eine Toleranzentwicklung ist nicht beschrieben.

Adjuvante medikamentöse Behandlungskonzepte

Für jedes Krankheitsbild müssen aufgrund unterschiedlicher pathophysiologischer Besonderheiten neben den
oben abgehandelten Basistherapeutika zumeist individuelle medikamentöse Strategien bedacht werden. Diese

können notwendige kausale Therapieansätze sein, wie z.B. eine antivirale Therapie beim akuten Herpes Zoster, aber auch Versuche nach der Methode „trial and error" darstellen. Unzählige Fallberichte weisen auf die Wirksamkeit vieler unterschiedlicher Substanzgruppen bei neuropathischen Schmerzen hin. Keine davon kann als „evidenz-basiert" empfohlen werden, obgleich ein Therapieversuch auch mit anderen Substanzen oft unumgänglich ist (z.B. Baclofen, NMDA-Antagonisten, Cannabinoide).

Die Erweiterung der Therapie um alternative pharmakologische Ansätze sollte sich möglichst am individuellen Schmerzbild orientieren und nur durch in dieser Therapie erfahrenen Ärzte durchgeführt werden. Führt die konsequente Umsetzung der pharmakologischen Basistherapie nicht zum gewünschten Erfolg, sollte ausnahmslos ein schmerztherapeutisch versierter Arzt die weitere Behandlung übernehmen.

Baclofen (z.B. Baclofen®, Lioresal®) ist ein Agonist der GABA-B Rezeptoren. In Kombination mit Carbamazepin hat sich der Einsatz von Baclofen bei der Trigeminusneuralgie bewährt. Bei anderen Schmerzerkrankungen kann meist keine ausreichende Schmerzlinderung erzielt werden, eine Zulassung für die Therapie neuropathischer Schmerzen besteht nicht. Baclofen wirkt myotonolytisch und damit ausgezeichnet bei Muskelspasmen. Eine intrathekale Anwendung ist möglich. Bei Spastik, z.B. bei MS ist die Substanz gut evaluiert. Als wichtigste *Nebenwirkung* ist die Sedierung zu nennen, weshalb eine sehr langsame einschleichende Titration erforderlich ist. Die individuelle Dosis liegt in der Regel zwischen 10-75mg/Tag, verteilt auf 3 bis 4 Einzeldosen.

7.2 Interventionelle Therapieverfahren

Interventionelle Therapiemöglichkeiten sind eine wichtige Ergänzung der Pharmakotherapie neuropathischer Schmerzen. Sie besitzen nicht nur einen therapeutischen, sondern in ausgewählten Fällen auch einen diagnostischen und prognostischen Wert. Die Fülle der Möglichkeiten ist groß und obwohl die Komplikationsrate gering scheint, sind die damit verbundenen Risiken nicht zu unterschätzen. In Einzelfällen kann es zu lebensbedrohlichen Komplikationen kommen, somit sollten diese Verfahren dem hierin ausgebildeten Therapeuten vorbehalten sein. Verlässliche kontrollierte Studien fehlen zu den meisten interventionellen Therapieformen. Interventionelle Verfahren unterbrechen entweder passager, kontinuierlich oder dauerhaft die Nervenleitfähigkeit unterschiedlicher Strukturen.

Zur akuten Therapie von Schmerzattacken oder zur Überbrückung der Zeit bis zum Eintritt der Wirksamkeit einer eingeleiteten Pharmakotherapie können Blockaden, Infiltrationen oder die ganglionäre lokale Opioidanalgesie (GLOA) hilfreich sein.

Sympathikusblockaden sind bei einigen neuropathischen Schmerzsyndromen indiziert. Dieses gilt nur dann, wenn der Schmerz auf eine Sympathikusblockade positiv reagiert, also von einem sympathisch unterhaltenen Schmerz (SMP) gesprochen werden kann. Durch wiederholte Blockaden kann dann oft ein gutes Langzeitergebnis erzielt werden.

Für die Diagnostik eines SMP sollten möglichst Verfahren benutzt werden, die die Somatosensorik nicht beein-

Tabelle 4:

Interventionelle Verfahren ohne Blockade sensibler Afferenzen (modifiziert nach C. Maier und M. Gleim, 1998)

Bezeichnung	Verfahren	Wirkort
Grenzstrangblockade (zervikal: Stellatumblockade)	Injektion von Lokalanästhetika an den sympathischen Grenzstrang	Prä- und postganglionäre Blockade sympathischer Efferenzen
Intravenöse regionale Sympathikolyse (IVRS)	Injektion von Guanethidin in eine ausgewickelte und dann gestaute Extremität	Ausschließlich postganglionäre Blockade
Sympathikolyse Sympathektomie	Entfernung oder Zerstörung von Grenzstrangganglien (chemisch, operativ)	Prä- und postganglionäre Ausschaltung sympathischer Efferenzen
Ganglionäre lokale Opioid Analgesie (GLOA)	Injektion von niedrig dosierten Opioiden an den sympathischen Grenzstrang	Unbekannt, keine efferente Blockade

flussen (Tab. 4). Die Plexus- oder Epiduralanalgesie ist somit zur Diagnostik nicht indiziert. Dadurch, dass gleichzeitig sensible Afferenzen zumindest partiell blockiert werden, wird bei diesen Verfahren keine selektive Sympathikusausschaltung erreicht und eine Beurteilung bezüglich des therapeutischen Benefits verwässert. Als therapeutische Option, insbesondere zur initialen Ermöglichung physikalischer Therapieansätze, werden beide Verfahren (z.B. in Kathetertechnik) häufig genutzt, auch wenn die Sinnhaftigkeit weiterhin konträr diskutiert wird.

Reagieren neuropathische Schmerzen nicht positiv auf eine lege artis durchgeführte Sympathikusblockade mit gesicherter Sympathikolyse (Hauttemperaturanstieg !)

muss von einem sympathisch unabhängigen Schmerz (SIP) ausgegangen werden. In diesem Fall hat die Blockade des sympathischen Nervensystems keine Therapierelevanz. Generell gilt bis auf wenige Ausnahmen (z.B. akutes CRPS, akuter Zoster) die Empfehlung, interventionelle Verfahren erst dann einzusetzen, wenn alle konservativen Therapiemöglichkeiten ausgenutzt sind.

Neuromodulation
Nicht-Invasive neuromodulatorische Verfahren

Transkutane elektrische Nervenstimulation (TENS)

TENS ist ein rezeptierfähiges Analgesieverfahren, welches durch die nichtschmerzhafte elektrische Reizung von Aβ-Fasern peripherer Nerven inhibitorische Mechanismen im Hinterhorn des Rückenmarks aktiviert. Die Ansprechrate auf TENS liegt bei ca. 30 %, neuropathische Schmerzen scheinen besser als andere Schmerzen auf TENS anzusprechen. Neue Geräte liefern sowohl mono- als auch biphasische Stromformen und erlauben das einfache Wechseln zwischen unterschiedlichen vorprogrammierten Reizmustern, um Habituationsphänomene des Nervensystems zu vermeiden. Vorwiegend werden hohe Frequenzen (80–100 Hz) mit niedriger Stromintensität (10–30 mA) verwendet, um lediglich ein Kribbeln im schmerzenden Areal, aber keine Schmerzreize auszulösen → konventionelle Reizung. Andere Reizmuster wie Burst stimulation (Impulsgruppen) oder die Verwendung unterschiedlich langer und hoher Frequenzen stellen alternative Modalitäten dar. Praktisch fehlende Nebenwirkungen rechtfertigen trotz des mäßigen Erfolgs eine frühzeitige adjuvante Anwendung dieses Verfahrens. Bei Patienten mit Sensibilitätsstörungen sollte aber sehr genau darauf geachtet werden, dass der Strom nicht zu stark eingestellt wird, um Gewebeschädigungen zu vermeiden. Weiterhin sollten die Elektroden nicht in allodyne Hautareale geklebt werden.

Invasive neuromodulatorische Verfahren

Bei der Neuromodulation handelt es sich im Gegensatz zu destruktiven Verfahren um eine reversible Beeinflussung der neuronalen Transmission afferenter und efferenter Fasern des zentralen und peripheren Nervensystems. Es gibt zwei wesentliche Verfahren, die Neurostimulation sowie die Therapie mit implantierbaren Infusionspumpen (intrathekale Pharmakotherapie).

Zu den Verfahren der Neurostimulation rechnet man neben der Rückenmarkstimulation (SCS = Spinal Cord Stimulation) die periphere Nervenstimulation (PNS) und die tiefe Hirnstimulation (DBS = Deep-Brain-Stimulation). Die Behandlungsergebnisse der Neurostimulation weisen unterschiedliche Erfolgsraten auf und werden in vielen Studien konträr diskutiert. Diese Verfahren gelten alle aufgrund der Komplikationsmöglichkeiten und Kosten nicht als Therapie der ersten Wahl und kommen in der Regel nur bei einem Patientengut zum Einsatz, welches auch mit anerkannten, multimodalen schmerztherapeutischen Methoden nur schwer behandelbar ist. Diese Patienten können aber bei interdisziplinär gestellter Indikation einer Überprüfung der Wirksamkeit von Neurostimulationsverfahren zugeführt werden (AWMF-Leitlinien, Harke et al., 2003; Anmerkung der Hrsg: Leitlinienentwurf wurde ausschließlich durch Anwender (Befürworter) der Methoden verfasst).

Rückenmarkstimulation
(Spinal Cord Stimulation, SCS)

Unter den verschiedenen Verfahren der Neurostimulation ist die epidurale Rückenmarksstimulation die am häufigsten angewandte Methode. Über eine perkutane Punktionstechnik werden epidural Elektroden platziert, die über einen implantierten Impulsgeber schwache elektrische Ströme an das Rückenmark abgeben. Dabei werden inhibitorische Systeme im Bereich des Hinterhorns stimuliert und im ursprünglichen Schmerzareal eine (Kribbel)-Parästhesie ausgelöst → Gegenirritation. Der genaue Wirkmechanismus ist unbekannt. Indikationen bei neuropathischen Schmerzen mit positiven Erfahrungen sind das „Komplexe Regionale Schmerzsyndrom" (CRPS/ sympathische Reflexdystrophie/M. Sudeck) und Radikulopathien bei Postdiskektomiesyndromen. Als möglicherweise hilfreich wird SCS auch für die postzosterische Neuralgie und Phantomschmerzen diskutiert. Hier fehlen bis heute ausreichende wissenschaftliche Daten. Der Abschluss einer ausreichend langen positiven Testphase ist zwingende Voraussetzung zur definitiven Systemimplantation. Kontraindikationen zur rückenmarksnahen Stimulation sind der Wurzelausriss und die komplette Rückenmarksläsion. Eine pathologische psychiatrische Komorbidität (incl. Sucht und Medikamentenmissbrauch) muss individuell evaluiert werden und sollte genau so wie eine negative Testphase oder mangelnde Therapiecompliance

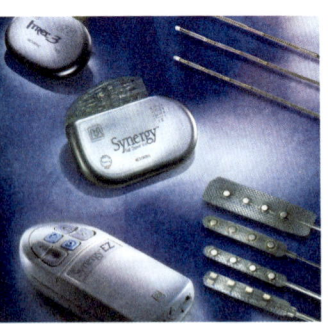

Abb. 11 Handelsübliches System zur Rückenmarkstimulation (Quelle: Medtronic GmbH)

zum Ausschluss vom Verfahren führen. Allgemeine internistische und chirurgische Kontraindikationen sind zu beachten. Herzschrittmacher, implantierbare Defibrillatoren und kernspintomografische Untersuchungen stellen keine absolute Kontraindikation dar.

Periphere Nervenstimulation (PNS)

Sind neuropathische Schmerzen auf das Versorgungsgebiet einzelner Nerven beschränkt und sind die zugrunde liegenden Läsionen neurochirurgisch inkurabel, kommt alternativ eine direkte periphere Nervenstimulation (PNS) in Betracht. Typische Verletzungsmuster nach Schnitt- oder Stichwunden, traumatisierte Nerven, z.B. nach operativen Eingriffen und das CRPS Typ II (Kausalgie), gelten heute als mögliche Indikationen für PNS. Die Methode ähnelt der Rückenmarkstimulation, der genaue Wirkmechanismus ist ebenfalls unbekannt. Auch hier fehlen hinreichende prospektive Outcome-Studien, wobei die retrospektiven Langzeitergebnisse bei richtiger Indikationsstellung als gut zu bewerten sind.

Tiefe Hirnstimulation
(DBS= Deep-Brain-Stimulation)

Eine seltener durchgeführte Methode mit eingeschränktem Indikationsspektrum für sonst therapieresistente neuropathische Schmerzen ist die tiefe Hirnstimulation (DBS = Deep-Brain-Stimulation). Beschrieben ist ihr erfolgreicher Einsatz unter anderem bei Patienten mit Rückenmarkverletzungen, Schlaganfall, und der postzosterischen Neuralgie. Als Eingriff unter Lokalanästhesie werden Stimulationselektroden meist stereotaktisch mit Hilfe moderner Bildgebung intracerebral positioniert. Die elektrische Stimulation von Strukturen des zentralen Höhlengraus periaquäduktal oder von thalamischen Kerngebieten wird mittels eines programmierbaren Impulsgebers vorgenommen. Vergleichbar zur Rückenmarkstimulation ist der Patient selbständig in der Lage, Stimulationszeitpunkt und Stärke in voreingestellten Grenzen festzulegen. Übliche Stimulationsfrequenzen liegen zwischen 2-100 Hz. Aktuelle wissenschaftliche Arbeiten geben Hinweise darauf, dass die Schmerzreduktion frequenzabhängig zu sein scheint und es durch höhere Frequenzen (>50 Hz) auch zu einer Schmerzverschlimmerung kommen kann. Für die Indikation Schmerz fehlt eine ausreichende wissenschaftliche Datenlage.

Implantierbare Infusionspumpen

Für die intrathekale Pharmakotherapie stehen in der Regel Gasdruckpumpensysteme oder elektronisch regelbare Pumpensysteme zur Verfügung. Das Medikamentenreservoir wird meist mit einem intrathekalen Katheter, seltener mit einem epiduralen Katheter verbunden. Zur Pumpenfüllung kommen neben Opioiden unterschiedliche andere Wirkstoffe in Betracht (LA, Clonidin, Baclofen, Ketamin, Kortikosteroide etc.). Gasdruckpumpen besitzen eine konstante Ausflussrate, d.h. die Dosis wird nur über die Konzentration des Medikaments in der Pumpe bestimmt. Bei programierbaren Pumpensystemen ist die Ausflussrate und damit die Dosierung des Medikaments von außen einstellbar. Die Indikationskriterien für implantierbare Pumpen bei neuropathischen Schmerzen müssen besonders kritisch betrachtet werden.

Operative und neurodestruktive Verfahren

Innerhalb des letzten Jahrzehnts hat sich eine weitgehende Übereinstimmung entwickelt, die die neurodestruktiven

Verfahren an die letzte Stelle des Therapiealgorithmus stellt. Unterschiedliche Gründe, wie hohe Komplikationsraten einzelner Verfahren, das Auftreten von noch schlimmeren Schmerzrezidiven oder neuen Schmerzphänomenen, aber auch die Weiterentwicklung neurobiologischer Erkenntnisse sowie pharmakologischer und neuromodulativer Therapieoptionen haben dazu beigetragen. Dennoch sind bei neuropathischen Schmerzsyndromen nicht selten trotz Ausschöpfens aller konservativen Therapieoptionen sehr unbefriedigende therapeutische Ergebnisse zu beobachten. Betrachtet man denkbare Indikationen mit der gebotenen Kritikfähigkeit, so darf man auch die möglichen Erfolge einzelner operativer oder neurodestruktiver Verfahren nicht außer acht lassen.

Neuroablative Ansätze bieten in der verfahrenen therapeutischen Situation zumindest eine ultima ratio an. Sinnvoll erscheint es, dass auch weiterhin für die „austherapierten" Patienten einige wenige spezialisierte Schwerpunktzentren erhalten bleiben, die sich in größeren Zahlen mit den unterschiedlichen Verfahren auseinandersetzen, um dort mit der notwendigen Erfahrung durchgeführt werden zu können. Hat man alle konservativen multimodalen Therapiestrategien im interdisziplinären Setting frustran geprüft, können für den einen oder anderen ausgewählten Fall auch neurodestruktive Verfahren eine Option darstellen. Dies gilt insbesondere für palliative Therapieansätze (z.B. Plexusinfiltration bei fortgeschrittenem Tumorleiden). Neurodestruktive Therapieformen sind vielfältig und so hat sich neben operativen Verfahren und chemischen Neurolysen, seit Ende der 80er Jahre insbesondere das Verfahren der Radiofrequenzläsionen unterschiedlicher nervaler Strukturen etabliert. Die Radiofrequenzläsion ist ein Verfahren, bei dem durch radiofrequenten Strom eine kontrollierte Thermoläsion erfolgt. Sie ist begrenzt auf wirbelsäulennahe Eingriffe (Facetten, dorsal root ganglion, Diskus). Bei peripheren Nerven kann die Kryotherapie angewendet werden, bei der durch Kälte eine Langzeitblockade erzeugt wird.

Offen ist derzeit noch, ob die gepulste Radiofrequenzläsion, bei der mit einer Maximaltemperatur von 42 Grad Celsius gearbeitet wird, die in sie gesetzten Erwartungen erfüllen wird. Diese erst seit kurzem eingeführte Technik wirkt nicht destruktiv, aber derzeit werden ihre Erfolge noch kontrovers diskutiert.

7.3   Nichtmedikamentöse Therapieverfahren

Psychologische Schmerztherapie

Chronischer Schmerz ist nur vor dem Hintergrund eines „bio-psycho-sozialen Krankheitskonzepts" zu verstehen. Die Psychotherapie spielt in einem abgestimmten Therapiekonzept aus pharmako-, physio-, ergo-, sozial- und psychotherapeutischen Behandlungsangeboten eine bedeutende Rolle. Psychotherapeutisch orientierte Behandlungsverfahren sind nicht als konkurrierende oder ausschließliche, sondern als individuell ergänzende Therapieoptionen zu verstehen. Neuropathische Schmerzen führen zu einer raschen Chronifizierung mit oft sehr langem Krankheitsverlauf. Dieser geht meist mit psychischen Begleitreaktionen in unterschiedlichem Ausmaß einher (depressive Beschwerden, vegetative Symptome, störende Sinneswahrnehmungen etc.). Häufig sind organische Korrelate als Grund für die Schmerzen nicht/nicht mehr fassbar und Patienten werden allzufrüh als „psychogen" etikettiert.

Eine Psychotherapie ist vielfach unumgänglich und für den Erfolg eines multimodalen Therapiekonzepts mitentscheidend, da sie meist zu einer verbesserten Compliance und Lebensqualität der Patienten beiträgt. Im Vordergrund steht, dass die Patienten lernen, aktiv mit ihrem Schmerz umzugehen (Schmerzbewältigung). Das notwendige Therapieverfahren sollte durch einen im Umgang mit Schmerzpatienten erfahrenen Psychotherapeuten nach eingehender Diagnostik individuell festgelegt werden.

Unterschiedliche Verfahren stehen zur Verfügung:
- Verhaltenstherapie (Kognitiv-behaviorale-Schmerzbewältigung etc.).
- Entspannungsverfahren (Progressive Muskelrelaxation n. Jacobsen, Autogenes Training).
- (EMG)-Biofeedback-Training.
- Psychodynamische Therapie / Psychoanalyse.
- Hypnose.
- Kreativtherapien (Gestaltungs-, Musik-, Bewegungstherapie etc.).
- Gesprächstherapie.
- Systemische Therapie (Familien-, Paartherapie etc.).

Bis heute ist die Frage unbeantwortet, ob die zugrunde liegende Pathophysiologie überhaupt einen Einfluss auf die therapeutische Ausrichtung haben sollte, d.h. ob bestimmte psychotherapeutische Verfahren bei unterschiedlichen neuropathischen Schmerzen bevorzugt eingesetzt werden sollten.

Physikalische Therapie und Ergotherapie

Physikalische Therapie und Ergotherapie umfassen ein weites Feld von Möglichkeiten und gelten als notwendige Bestandteile einer interdisziplinären Versorgung neuropathischer Schmerzpatienten. Ziel ist es, nicht nur Schmerzen zu lindern, sondern Fehlregulationen zu beseitigen, Bewegungsabläufe zu kompensieren und eine adäquate Funktion zu erhalten. Aus der Vielzahl der angebotenen Therapieformen muss ein Behandlungsplan individuell auf die Bedürfnisse des einzelnen Patienten abgestimmt werden. Dies setzt eine differenzierte ärztliche Verordnung mit Angaben der Leitsymptomatik und der konkreten Therapieziele voraus (siehe auch: „Heilmittelkatalog der physikalischen Therapie"). Essentiell dafür ist eine „stattfindende Kommunikation" zwischen Arzt und Physiotherapeut.

Teilgebiete der physikalischen Therapie sind:

- ❯ Mechanotherapie (Physio-, Ergotherapie, Massage, Lymphdrainage, Manuelle Therapie etc.).
- ❯ Elektrotherapie (Galvanischer Strom, Interferenzstrom, Reizstrom, Mikrowelle, Ultraschall).
- ❯ Hydro- und Balneotherapie (Güsse, Kneipp, Hydroelektische Bäder, Thalassotherapie etc.).
- ❯ Thermotherapie (Kryotherapie, Hyperthermie, Infrarottherapie, Kältekammer, Heiße Rolle etc.).
- ❯ Krankengymnastik.
- ❯ Medizinische Trainingstherapie (MAT).
- ❯ Rücken-/Gangschule.

8 Therapiealgorithmus

Auf der Grundlage der verfügbaren kontrollierten Studien kann ein allgemeiner Therapiealgorithmus zur pharmakologischen Behandlung neuropathischer Schmerzsyndrome empfohlen werden (Abb. 13). Dieser gilt im Prinzip für alle neuropathischen Schmerzsyndrome unabhängig von der Ätiologie der Erkrankung (Ausnahme: Trigeminusneuralgie). Nicht alle Medikamente sind bei jeder neuropathischen Entität in kontrollierten Studien überprüft bzw. zugelassen. Der Algorithmus ist nur eine grobe standardisierte Näherung an die optimale Therapiestrategie, die für jeden Patienten individuell gefunden werden muss. Er enthält z.T. subjektive Vorlieben, die nicht durch Studien untermauert sind, und spiegelt das individuelle Vorgehen der Autoren wider.

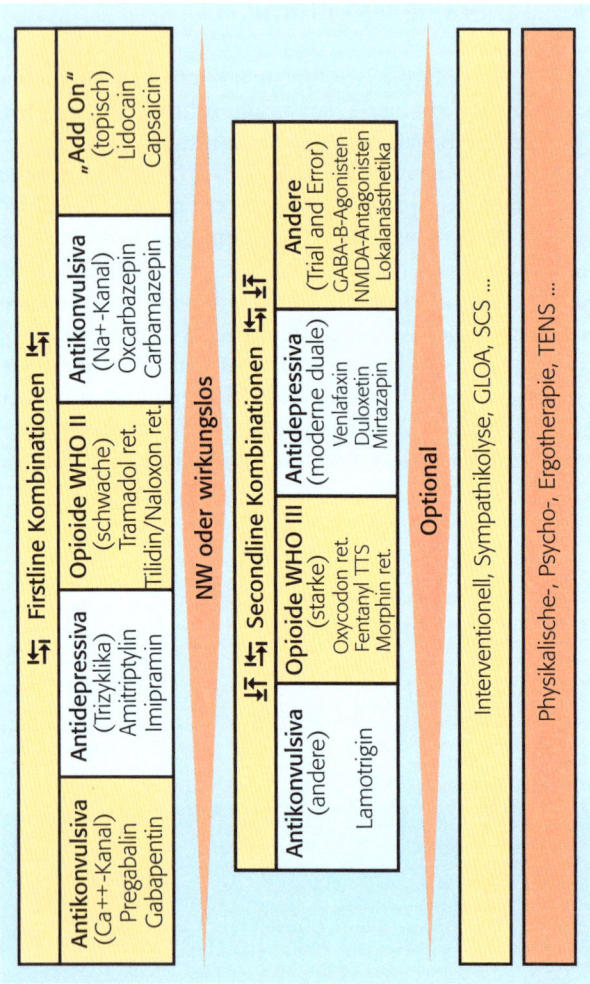

Abb. 12 Therapiealgorithmus (*zum Zulassungstatus der einzelnen Medikamente siehe Ausführungen im Text (Kap. 7.1) sowie die jeweilige Fachinformation*)

9 Fallberichte

Hinweis: In den folgenden Fallberichten wird auch der Einsatz von Medikamenten im Rahmen individueller Therapieversuche ausserhalb ihrer zugelassenen Indikation beschrieben. Zu den zugelassenen Indikationen vgl. Ausführungen in Kap. 7.1 bzw. die jeweiligen Fachinformationen.

9.1 Trigeminusneuralgie
[ICD-10: G 50.0]

Anamnese:

46-jährige Patientin, Mutter von 2 Kindern, Dolmetscherin, Migräne, keine anderen Vorerkrankungen.

In 10`01 plötzlich stärkster, blitzartig einschießender Schmerz von präaurikulär nach frontal im Versorgungsgebiet des N. trigeminus (V_2+V_3) links mit begleitendem enoralem Schmerz im Bereich der oberen Backenzähne. Die Schmerzattacken kommen 2 x täglich, dauern 30–60 Sekunden, zunächst keine typischen Trigger.

Verlauf:

Initial zahnärztliche Abklärung, incl. Röntgen von Kiefer und NNH, o.p.B.. Es folgt umfangreiche Zahnsanierung, ohne Erfolg. Bei V.a. Myarthropathie wird im Verlauf eine Aufbissschiene gefertigt, ohne Erfolg. Weitere Therapie durch Akupunktur und einmalige Botulinumtoxin-Injektion in die Kaumuskulatur bleiben ebenfalls ohne Erfolg. Myotonolytika in Kombination mit NSAID und 25mg Amitriptylin zur Nacht bringen mäßige Linderung. Ohne erkennbare Ursache dann Exacerbation der Schmerzattacken.

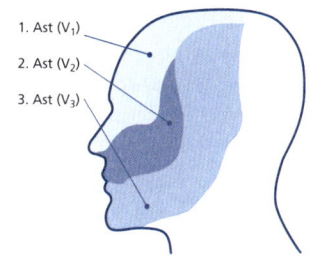

Abb. 13 Hautinnervationsgebiete der Trigeminusäste

Erstvorstellung:

Paroxysmale Schmerzattacken entlang der Äste des N. trigeminus (V_2+V_3) links mit scharfem, stechendem, oft auch brennendem Charakter, VAS 8–10. Häufigkeit sehr unterschiedlich, Auftreten zwischen 5 bis 30 mal pro Tag. Dauer je Attacke bis zu 3 Minuten. Stereotypes Schmerzbild, fast immer gleicher Verlauf. Trigger sind kalte Speisen und taktile Reize an der Wange und Wangenschleimhaut. Nachtschlaf wenig komprommitiert, da kaum Schmerzattacken in der Nacht auftreten.

Untersuchungsbefund (Bed-Side-Tests):

Kein neurologisches Defizit. Keine Sensibilitätsstörungen. Keine Allodynie oder Hyperalgesie. Kornealreflex erhalten → *Test:* Leichte Berührung der Kornea mit Watte. *Ergebnis:* schneller Lidschlag. *Interpretation:* Bei fehlendem Reflexerfolg V.a. Trigeminusläsion.
Beklopfen des Oberkiefers führt in $\geq$ 50% der Fälle zu reproduzierbaren Schmerzparoxysmen.

Warm-, Kaltreize lösen keinen Schmerz aus. Mundöffnung normal ($\geq$ 3-Fingerbreit), Kiefer Vorschub und Seitschub normal. Keine Verhärtung der Kaumuskulatur, Muskeln seitengleich augebildet, keine Knack- und Reibegeräusche, kein Stauchungsschmerz in den Kiefergelenken. Keine Impressionen am Zungenrand oder Schliffmarken an den Zähnen. Nervenaustrittspunkte aller Trigeminusäste links druckschmerzhaft, andere NAP o.p.B.. Nasennebenhöhlen nicht klopfschmerzhaft. Keine Gesichtsrötung, kein Augentränen oder Naselaufen im Anfall. Depressive Stimmungslage, verzweifelt, Angst vor Arbeitsplatzverlust. *Bildgebung* sollte immer als Ausschlussdiagnostik durchgeführt werden: MRT + MRT-Angio o.p.B..

Merke:
Liegen objektivierbare neurologische Ausfälle vor, immer Abklärung einer symptomatischen TGN.
→ *Untersuchung auf:* B-Symptomatik (z.B. Tumor), Hypakusis (z.B. Akustikusneurinom), Augensymptome, motorische oder cerebelläre Störungen (z.B. Multiple Sklerose), Entzündungszeichen (z.B. Zoster), etc.; neurologische + neuroradiologische Zusatzdiagnostik erforderlich;
→ optimalerweise MRT+ MRT-Angio + Dünnschichtuntersuchung der Schädelbasis mit KM zur Beurteilung des Nervenverlaufs und Ausschluss von pathologischem Gefäß-Nervenkontakt anfertigen.
Ausschluss zentraler Läsionen, Aneurysmen, Infarkten, Malformationen etc.

Diagnose:
Idiopathische Trigeminusneuralgie V_2+V_3 links

Schmerzmanagement:
Attacke dauert nur kurz und ist damit einer Akuttherapie nicht zugänglich (evtl. GCS-GLOA).
Therapie ist deshalb eine medikamentöse Prophylaxe
→ Erste Wahl immer: Carbamazepin.

Medikament	morgens	mittags	abends
Carbamazepin retard	0	0	200 (Tag 1–5)
Carbamazepin retard	100	0	200 (Tag 6–10)
Carbamazepin retard	200	0	200 (Tag 11–15)
Carbamazepin retard	200	0	400 (Tag 16–20)

→ Weitere Steigerung alle 3–5 Tage bis auf max. 1400mg/Tag bzw. bis zum Sistieren der Attacken.

Im Verlauf der ersten 2 Wochen Steigerung schrittweise auf 300mg/Tag. Darunter bereits deutliche Besserung mit Abnahme der Attackenfrequenz. Initial Müdigkeit + Übelkeit, dann plötzlich auftretendes schweres Arzneimittelexanthem am gesamten Körper mit Pruritus. Patientin setzt CMZ selbständig ab.

→ Wechsel auf Oxcarbazepin [Woche 1: 300-0-300, ab Woche 2: 600-0-600].

Mit Dosiserhöhung Besserung, Exanthem heilt ab. Problem: deutliche kognitive Störungen mit Erinnerungslücken, Konzentrationsschwäche, rezidivierendem Schwindel.

→ Reduktion auf 300-0-600mg/Tag, darunter rückläufige NW, aber Attackenfrequenz steigt erneut an.

→ Kombination mit Baclofen [Woche 1: 5-5-5mg, um 5 mg alle 3 Tage gesteigert; Dosis-Max: 80mg/Tag].

Besserung mit Abnahme der Attackenfrequenz, aber starke Müdigkeit ab 20mg/Tag und keine subjektiv zufriedene Patientin bei noch 5-10 Schmerzattacken/Tag.

→ Wechsel von Oxcarbazepin auf Gabapentin [0-0-300; 300-0-300; 300-300-300; 300-300-600 mg/Tag.]

Zunächst Zunahme der Schmerzen, nach zwei Wochen mäßige Reduktion der Attackenfrequenz

→ Erhöhung der Gabapentindosis auf 3x600mg/Tag bei gleichzeitigem Ausschleichen des Baclofen.

Nach vier Wochen deutliche Reduktion der Schmerzen ohne wesentliche NW.

→ Erhöhung der Gabapentindosis auf 3x800mg/Tag. Kurzfristig milde Diarrhö, keine kognitiven Störungen, leichte Müdigkeit. Es kommt zum Sistieren der einschießenden Schmerzen.

Medikament	morgens	mittags	abends
Gabapentin 800mg	1	1	1

Zusammenfassung Therapie:

Pharmakotherapie: Gabapentin (Carbamazepin, Oxcarbazepin, Baclofen)

1. Gute Reduktion der einschießenden Schmerzattacken durch alle gewählten Antikonvulsiva, aber zum Teil nicht zu tolerierende NW.
2. Gute Wirkung von Baclofen, aber deutliche Nebenwirkungen (Müdigkeit).
3. Wirkung von Gabapentin erst nach ausreichend hoher Dosis + längerer Behandlungszeit.
4. Keine beeinträchtigenden Nebenwirkungen.
5. Stabile Dosis ohne Toleranzentwicklung bislang für 6 Monate.

Pragmatisches therapeutisches Vorgehen:
Immer erst medikamentöse Therapie ausreizen; oft wegen Unverträglichkeiten problematisch.
→ Goldstandard bei TGN ist Carbamazepin. *Weitere Alternativen:* Oxcarbazepin, Gabapentin, Pregabalin, Phenytoin, Lamotrigin, Valproinsäure.
→ Bei längerfristiger Symptomfreiheit (3-6 Monate) an Auslassversuch denken, Therapie ausschleichen!
→ Bei Unwirksamkeit an invasive Therapieoptionen denken.
→ An kausale chirurgische Verfahren denken (z.B. OP nach Janetta).

9.2 Postdiskektomiesyndrom
[ICD-10: M 96.1]

Anamnese:
54-jährige Patientin mit Z.n. offener Bandscheiben-OP 1996 bei Bandscheibenvorfall LW 4/5 links, ohne postoperative Verbesserung der vorbestehenden Schmerzen. Offene Rezidiv-OP LW 4/5 links in 2001 mit anschließender dreimonatiger Beschwerdefreiheit. Danach Beginn einer progredienten Schmerzsymptomatik mit brennender Qualität im Bereich der LWS und des linken Beins.

Verlauf:
Eine Therapie mit Tramadol 3x200mg/Tag in Kombination mit Diclofenac 3x50mg/Tag, zeitweise Metamizol-Tropfen bis zu 4x1g/Tag, bringt keine Linderung. Auch Krankengymnastik, physikalische Therapie und wiederholte epidurale Injektionsbehandlungen mit Kortikoiden bleiben ohne Erfolg. In 2002 erneute OP zur Neurolyse der Nervenwurzel LW 4/5 links. Hiernach keine Verbesserung der Symptomatik, aber zu den brennenden Dauerschmerzen gesellen sich bewegungsabhängige einschießende Schmerzattacken.

Erstvorstellung:
Brennende, teils dysästhetische Spontanschmerzen lumbosakral mit radikulärer Ausstrahlung in das linke Bein L_4, L_5, gelegentlich auch S1, VAS 6. Dumpfer, schlecht lokalisierbarer, tiefsitzender Schmerz im Bereich des Rückens und Gesäßes. Bewegungsabhängig einschießende Sekundenschmerzen mit radikulärer Ausstrahlung L_4, L_5 S_1 links mit stechender und kribbelnder Qualität. Gefühl von unerträglichen elektrischen Stromschlägen, VAS 8-10.

Nachtschlaf extrem kompromittiert, nachts Brennschmerz oft quälend und grausam, meist schlimmer als am
Tag.

Untersuchungsbefund:

Mechanische Allodynie im Bereich des Unterschenkels
und Fußrückens li. (L5) sowie Hypalgesie im Dermatom
L4 li.. Schmerzbedingtes Schonhinken bei Kraftgrad-
minderung des linken Beines auf KG 3/5, bei zugleich
deutlicher Reduktion der Muskulatur. Depressive Stimmungslage mit ausgeprägter sozialer Rückzugstendenz,
Motivationsverlust und Resignation. Elektrophysiolo-
gie: F-Wellen Verlust in der Elektroneurographie des N.
peronaeus und N. tibialis. Laut Elektromyographie chronisch neurogener Umbau der segmental innervierten
Muskulatur mit sicherem Nachweis pathologischer
Spontanaktivität. MRT: epidurales Narbengewebe um
die Wurzel L5 links, Bild siehe unten.

Schmerzmanagement:

Medikament	morgens	mittags	abends	nachts
Amitriptylin unretardiert 25mg	0	0	0	1 (Woche 1)
Amitriptylin unretardiert 50mg	0	0	0	1 (Woche 2)
Amitriptylin unretardiert 75mg	0	0	0	1 (ab Woche 3)
Oxycodon 20mg	1	1	1	0
Celecoxib 200 mg	1	0	0	0

Im Verlauf der ersten 3 Wochen Steigerung des Oxyco-
dons schrittweise auf 3x40mg/Tag.
→ Besserung der lumbosakralen Schmerzproblematik.
Amitriptylin zeigt gute Wirkung gegen die Brenn-
schmerzen, bereits ab 25mg starke anticholinerge NW.
Nach drei Wochen keine Akzeptanz mehr.
→ Wechsel von Amitriptylin auf Mirtazapin [Woche 1:
15mg, ab Woche 2: 30mg, jeweils kurz vor dem Schla-
fengehen]. Deutlich weniger NW bei ebenfalls guter
Wirkung und aufgehellter Stimmungslage. Sukzessive
Reduktion der brennenden Dauerschmerzen auf VAS 2.
Begleitend erfolgt eine verhaltenstherapeutische Be-
handlung in Kombination mit einer medizinischen Kräftigungstherapie.
Problem bleiben die radikulären einschießenden Schmerz-
attacken, insbesondere bei Bewegung.
→ Aufdosierung von Gabapentin [0-0-300; 300-0-300;
300-300-300; 300-300-600 mg/Tag.]
Nach ca. drei Wochen leichte Reduktion der Attacken-
frequenz → Erhöhung der Gabapentindosis auf

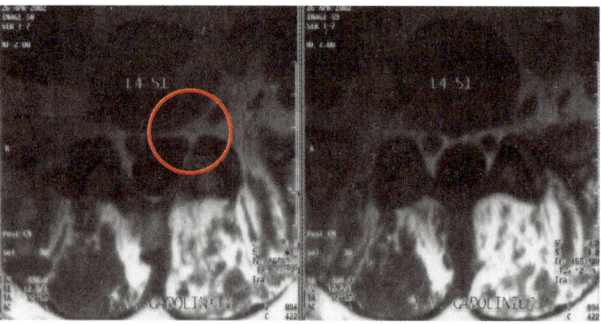

Abb. 14 Postdiskektomiesyndrom: Links: Epidurales Narbengewebe
mit deutlicher Kontrastmittelaufnahme nach Bandscheiben-OP, welches
den Duralsack umfasst und nach ventral die linke proximale L5-Wurzel
vollkommen einscheidet. Rechts: Zum Vergleich eine freie Nervenwurzel

3x600mg/Tag bei gleichzeitig langsamer Reduktion des Oxycodons auf 3x20mg/Tag.

Darunter guter Nachtschlaf, Brennschmerzen max. VAS 1-2, fast keine einschießenden Schmerzattacken mehr, Patientin zeigt sich hoch motiviert und subjektiv zufrieden.

Medikament	morgens	mittags	abends	nachts
Gabapentin 600 mg	1	1	1	0
Mirtazapin 30 mg	0	0	0	1
Oxycodon 20 mg	1	1	1	0
Celecoxib 200 mg	1	0	0	0

Zusammenfassung Therapie:

Pharmakotherapie: Gabapentin + Mirtazapin + Oxycodon + Celecoxib
Adjuvant: Verhaltenstherapie, medizinische Kräftigungstherapie

1. Gute Schmerzreduktion und Verbesserung von Schlaf und Psyche.
2. Wirkung von Mirtazapin auf die brennenden Spontanschmerzen, starke antidepressive Wirkung.
3. Wirkung von Gabapentin auf Brennschmerz, Allodynie, einschießende Schmerzattacken.
4. Wirkung von Oxycodon und Celecoxib auf Rückenschmerzen und neuropathische Schmerzen.
5. Keine beeinträchtigenden Nebenwirkungen.
6. Stabile Dosis ohne Toleranzentwicklung bislang für 8 Monate.

9.3 Postzosterische Neuralgie
[ICD-10:B 02.2; G 53.0]

Anamnese:

73 Jahre, weiblich, Z.n. akuter Herpes-zoster-Infektion im Dermatom Th10-12 rechts vor über einem Jahr (Abb. 15). Anamnestisch bekannt ist ein arterieller Hypertonus, Z.n. ACVB Operation mit drei Bypässen 12′02 bei KHK sowie Z.n. fraglich Amitriptylin induzierter Synkope und resultierender operativ zu versorgender Schenkelhalsfraktur 10′04. Nach rascher Abheilung der ausgeprägten Hauterscheinungen persistiert ein starker, brennender Schmerz, der durch diverse Vorbehandler auch unter der alternierenden Gabe von NSAID (Ibuprofen 3x400mg/Tag), Metamizol (3x 20 Tropfen/Tag), Opioiden (MST bis 3x30mg/Tag), Amitriptylin (10mg z.N., nach Synkope abgesetzt) und Antikonvulsiva (Gabapentin bis 3x 300mg/Tag) nicht gebessert werden kann. Die Patientin wird überwiesen mit der *Diagnose:* Therapieresistente postzosterische Neuralgie.

Erstvorstellung:

Starker, brennender Spontanschmerz in den Dermatomen Th10-12 rechts (VAS minimal = 5, maximal 10) verstärkt sich vor allem bei Ruhe und bei Bettwärme. Der Nachtschlaf ist stark kompromittiert, das Einschlafen fällt schwer und das Durchschlafen ist nicht länger als 2 Std. am Stück möglich. Warmes Wasser (Duschen, Baden) sei in den ehemals betroffenen Dermatomen unangenehm, hier gibt die Patientin auch eine gesteigerte Berührungsempfindlichkeit der Haut an, kaltes Wasser sei viel besser zu ertragen. Selten, insbesondere unter Belastung, käme es zu einschießenden Schmerzattacken, die sie als messerstichartig und extrem unangenehm beschreibt.

Untersuchungsbefunde (Bed-Side-Tests):

Test: Leicht streichende Berührung der Dermatome
Th10-12 rechts mit Wattebausch. *Ergebnis:* Schmerzhaftes Empfinden, „wie wunde Haut". *Interpretation:* Dynamische mechanische Allodynie. *Test:* Leichter Pinprick-
Reiz mit der Rückseite eines Watteträgers. *Ergebnis:*
verstärkte Schmerzempfindung. *Interpretation:* Pinprickhyperalgesie. *Test:* Glas mit warmem Wasser berührt die Haut. *Ergebnis:* Deutlich gesteigerte Warmempfindung, leicht schmerzhaft. *Interpretation:* Hitzehyperalgesie.

Untersuchungsbefunde Psyche:

Depressive Stimmungslage (PHQ-D-Fragebogen: 21
Punkte = V.a. Major depressives Syndrom), glaubhaft
keine Suizidgedanken, opfert sich für die Pflege ihres
Mannes auf, schöpft hieraus ihre Motivation, steht aber
daher massiv unter Spannung. Zukunftsängste, auch in
Hinblick auf den Schmerz.

Zusammenfassung Symptome:

→ Starke brennende Spontanschmerzen, selten einschießende Schmerzattacken
→ Dynamische mechanische Allodynie
→ Pinprickhyperalgesie und Hitzehyperalgesie
→ Schlafstörungen
→ V.a. Major depressives Syndrom.

Diagnose:

Postzosterische Neuralgie (Neuropathischer Schmerz
nach Herpes-zoster-Infektion).

Schmerzmanagement:

Unter der Maßgabe der zusätzlich vorliegenden Komorbiditäten Schlafstörung und Depression, der aber auch bekannten Synkope mit Sturzfolge unter Amitriptylin (orthostatische Hypotonie ist mögliche TCA-NW), fällt die Entscheidung zu einer zunächst sehr vorsichtigen medikamentösen Monotherapie:

Medikament	morgens	mittags	abends
Pregabalin mg	0	0	75 (Tag 1–3)
Pregabalin mg	75	0	75 (Tag 4–7)
Pregabalin mg	75	0	150 (ab Tag 8)
Lidocain Gel 2%	Adjuvante Applikation von (vorgekühltem) Gel 3-4x täglich		

Pregabalin aufgrund Alter und Vorgeschichte mit langsamer Eindosierung, Zieldosis: 150 bis 600 mg/Tag.
Therapieerfolg: Reduktion der Spontanschmerzen innerhalb der ersten Woche um ca. 20-30%, die einschießenden Schmerzattacken werden weniger, Einschlafen wird innerhalb der ersten Woche erleichtert, Durchschlafen ab zweiter Woche gebessert, insgesamt rasche Verbesserung des allgemeinen Wohlbefindens. Problem: Mit Dosiserhöhung auf 2x75mg tritt Schwindel und Tagesmüdigkeit auf, daher zunächst wieder Reduktion und erst nach weiteren drei Tagen erneuter Versuch der Dosiserhöhung.
→ Nur noch milde Nebenwirkungen, auch leichte Ödeme treten auf, die sich aber alle innerhalb einer weiteren Woche komplett rückläufig zeigen. Dann ist eine rasche weitere Steigerung auf 2x150mg möglich, wobei

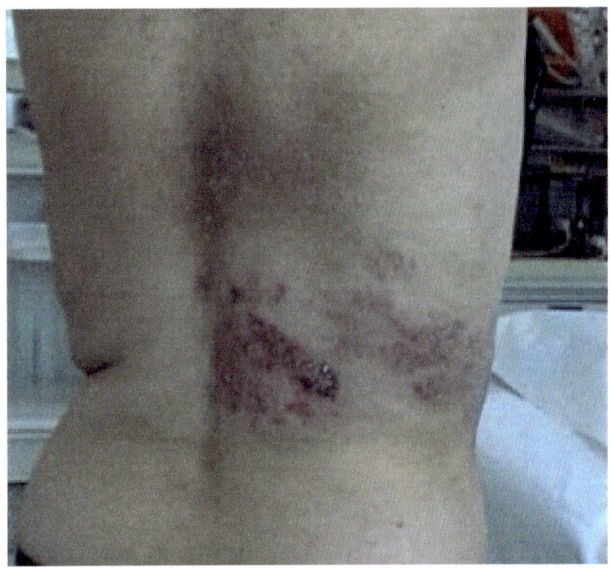

Abb. 15 Typische Hauterscheinungen bei akutem Herpes zoster in den Dermatomen Th 10-12 rechts

aber Schmerzen trotz Reduktion um ca. 30-40% vor allem tagsüber unter Belastung immer noch zu stark empfunden werden.

→ Kombination mit Oxycodon in vorsichtigen Dosisschritten, beginnend mit 2x5mg/die (aktuell 3x10mg).
→ Kombination mit Venlafaxin in vorsichtigen Dosisschritten, beginnend mit 37,5mg/die morgens, da Wirkung eher antriebssteigernd (aktuell 1x75mg ret.).
→ Adjuvante nichtmedikamentöse Therapie: Verhaltenstherapeutische Maßnahmen, soweit altersbedingt möglich, vor allem Anleitung zur Entspannung und Edukation durch Psychologin in wenigen Sitzungen. Zur

Unterstützung TENS-Applikation außerhalb der Allo-dyniezone und kontralateral.

→ Spontanschmerz auf Ø VAS 2-3, keine einschießen-den Schmerzattacken mehr, Schlafsituation und Psyche deutlich verbessert, gute Verträglichkeit, Patientin sub-jektiv zufrieden. Daher im weiteren Verlauf Medika-mentenreduktion geplant, falls möglich, zunächst Aus-schleichen des Opioids.

Zusammenfassung Therapie:

Pharmakotherapie: Pregabalin + Oxycodon +
Venlafaxin + Lidocain Gel 2%
Adjuvant: TENS, begleitende Verhaltens-
therapeutische Maßnahmen

1. Befriedigende Schmerzreduktion und deutliche Ver-besserung von Schlaf + Psyche.
2. Beeinträchtigende Nebenwirkungen konnten durch langsame Aufdosierung gemindert werden.
3. Stabile Dosis ohne Toleranzentwicklung bislang für $^1/_2$ Jahr.
4. Im weiteren Verlauf ist Medikamentenreduktion geplant.

9.4 Schmerzhafte diabetische Polyneuropathie
[ICD-10: G 63.2; R 52.2]

Anamnese:

68 Jahre, männlich, starker Raucher, seit 2002 Diabetes mellitus Typ II bekannt, zunächst therapiert mit oralen Antidiabetika, seit einem halben Jahr Einstellung auf

Insulin. Seit 1 Jahr: Brennende Schmerzen in beiden Füßen. Seit 7 Monaten Ulcus cruris des linken Unterschenkels bei bekannter chronisch venöser Insuffizienz. Hier gibt der Patient eher ein Spannungsgefühl und kaum Schmerzen an (Abb. 16). Es entwickelt sich zunehmend eine Obstipation. Seit 1995 absolute Arrhythmie bei Vorhofflimmern bekannt. Orthostatische Hypotonie.

Verlauf:

Kein Ansprechen der Schmerzen auf NSAIDs und Paracetamol. Langsame Zunahme der Schmerzsymptomatik.

Abklärung bei einem Neurologen:

Neurologischer Befund: keine Paresen, Vibrationsempfinden 6/8 beidseits, PSR seitengleich mittellebhaft, ASR seitengleich schach auslösbar, keine Pyramidenbahnzeichen.

Rechts keine Durchblutungsstörungen, links zunehmende Ausbildung eines Ulcus cruris mit typischem bräunlichen Hautkolorit des betroffenen Unterschenkels. Angiologischer Befund steht aus.

Neurophysiologischer Befund: altersentsprechende Normwerte in der Neurographie (N. suralis re., N. peroneus motorisch li., N. medianus re. motorisch und sensibel, N. tibialis und N. medianus SEP normwertig).

Erstvorstellung:

Starker, brennender Spontanschmerz, VAS 7-8, an beiden Füßen mit Betonung der Fußsohlen, verstärkt in Ruhe und bei Bettwärme mit ausgeprägten Ein- und Durchschlafstörungen.

Untersuchungsbefund (Bed-Side-Tests):
→ Symptomanalyse an den Füßen
Test: Leichte Berührung mit Wattebausch. *Ergebnis:* dysästhetischer Schmerz. *Interpretation:* Dynamische mechanische Allodynie. *Test:* Glas mit warmem Wasser berührt die Haut. *Ergebnis:* Abgeschwächte Empfindung. *Interpretation:* Hitzehypalgesie. *Test:* Pin-Prick-Reiz auf der Haut. *Ergebnis:* Abgeschwächte Empfindung. *Interpretation:* Hypalgesie. *Test:* Stimmgabel an Malleolus internus. *Ergebnis:* Vibrationsempfindung 6/8. *Interpretation:* altersentsprechende Pallästhesie.

Zusammenfassung Symptome:
→ Starke brennende Spontanschmerzen, Ulcus cruris li. Unterschenkel
→ dynamische Berührungsallodynie
→ Hitze-Hypalgesie
→ Pin-Prick-Hypalgesie.

Diagnose:
Neuropathischer Schmerz bei diabetischer small-fiber Polyneuropathie (konventionelle neurophysiologische Tests erfassen nur die dicken Fasern, d.h. ca. 20 %, und sind bei small-fiber Neuropathie haufig normal).
Autonome diabetische Polyneuropathie (orthostatische Hypotonie).
Ulcus cruris bei gleichzeitig bestehender chronisch venöser Insuffizienz.

Schmerzmanagement:
Im Vordergrund steht kausal die Optimierung der Diabetestherapie, die oft zu einer verbesserten, aber nicht immer normalisierten Stoffwechsellage führt. Desweiteren ist eine konsequente Therapie des Ulcus cruris not-

wendig, denn mit der richtigen Behandlung heilen vor allem venöse Beingeschwüre meist innerhalb weniger Monate ab.

Medikament	morgens	mittags	abends
Pregabalin 75mg	0	0	1 (Tag 1)
Pregabalin 75mg	1	0	1 (Woche 1)
Pregabalin 150mg	1	0	1 (Woche 2)

Darunter Reduktion der brennenden Schmerzen und der Allodynie auf VAS 5, ab Tag 2 deutlich besserer Schlaf, leichter Schwindel und Schläfrigkeit zum Beginn der Therapie (2 Wochen), danach keine Nebenwirkungen. Noch unbefriedigende Schmerzlinderung.

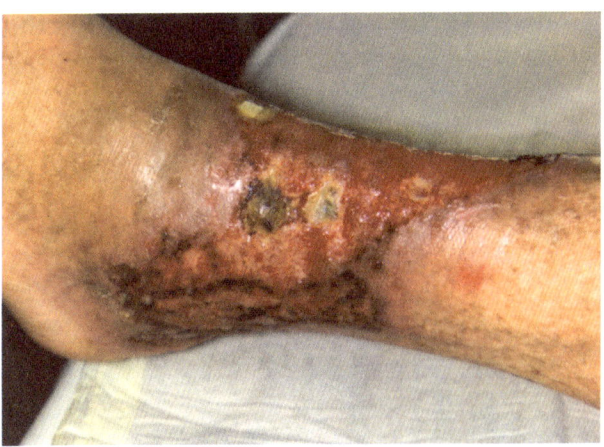

Abb. 16 Ulcus cruris bei PNP und chronisch venöser Insuffizienz

→ Kombination Pregabalin 300mg/Tag + schwachwirk-
sames Opioid (Tramadol).
Unter 2x100mg Tramadol keine Besserung, bei Dosiserhöhung schwere therapierefraktäre Obstipation trotz
adäquater Prophylaxe, wegen gleichzeitig bestehender
autonomer Polyneuropathie im Viszeralgebiet. Absetzen
des Opioids.

→ Kombination mit einem Antidepressivum:

Medikament	morgens	mittags	abends
Duloxetin 30mg	1	0	0 (Woche 1)
Duloxetin 60mg	1	0	0 (Woche 2)

Spontanschmerz-Reduktion auf VAS 2, Allodynie
manchmal bis 5.
Problem: orthostatische Hypotension wegen autonomer
Polyneuropathie nimmt zu.

→ Duloxetin Dosisreduktion auf 30 mg/Tag. Rückläufige NW.
Spontanschmerz auf VAS 3-4, Allodynie manchmal bis
5, gute Verträglichkeit.
Patient subjektiv zufrieden.

Medikament	morgens	mittags	abends
Pregabalin 150mg	1	0	1
Duloxetin 30mg	1	0	0

Zusammenfassung Therapie:

Konsequente Optimierung der Diabetestherapie sowie Behandlung des Ulcus cruris.

Pharmakotherapie: Kombination Pregabalin und Duloxetin

1. Befriedigende Schmerzreduktion und Verbesserung des Schlafes.
2. Keine beeinträchtigenden Nebenwirkungen.
3. Stabile Dosis ohne Toleranzentwicklung bislang seit 3 Monaten.
4. Nebenwirkung von Opioiden bei bestehenden Komorbiditäten.

9.5   Zentrale Schmerzen bei Multipler Sklerose
[ICD-10: G 35 und R 52.1]

Anamnese:

57 Jahre, weiblich. Vor 25 Jahren Erstdiagnose einer Encephalomyelitis disseminata (Multiple Sklerose), seit 20 Jahren bereits auf einen Rollstuhl angewiesen. Die Lebensqualität ist bis vor drei Jahren hoch gewesen, seit dem geht es in vielen Bereichen zunehmend schlechter. Sie leidet unter ausgeprägten Ein- und Durchschlafstörungen, psychisch berichtet ihr Ehemann, sei sie „mittlerweile einfach total am Ende". Seit 2 Jahren leidet sie nun an starken Dauerschmerzen im Bereich der rechten Hüfte mit lateraler Ausstrahlung bis auf Kniehöhe, zeitweise auch bis in den Fuß. Zusätzlich klagt sie über heftige einschießende Schmerzattacken von mehrstündiger Dauer.

Verlauf:

Die Therapie der letzten zwei Jahre bestand aus NSAIDs (Diclofenac, Ibuprofen, Naproxen), Amitriptylin, Baclofen, Tetrazepam, Carbamazepin, Gabapentin, Fentanylpflaster, Buprenorphinpflaster, Azathioprin, Cortison, Memantin, Interferon und diversen anderen Substanzen, die aber niemals eine Schmerzlinderung erreicht hätten. Problematisch seien immer die Nebenwirkungen gewesen, sie würde immer schon nur sehr schlecht Medikamente vertragen.

Erstvorstellung:

Die Schmerzqualität der dauerhaften Ruheschmerzen wird als ein Wechsel zwischen Brennen („Flammenwerfer") und Schneiden beschrieben, darüber hinaus beklagt sie Sensibilitätsstörungen im Sinne von Dysästhesien und eine Allodynie ventral an beiden Unterschenkeln. Die Schmerzstärke wird mit VAS 7–10 angegeben. Die Patientin fühlt sich zunehmend abgeschlagen und inappetent. Sie habe keinen Appetit mehr. Die psychologische Evaluation ergibt vermehrte Suizidgedanken im Vorjahr, von denen sie sich nun glaubhaft distanziert, eine gedrückte Stimmung und das Gefühl, überflüssig zu sein. Der Kurzform-PHQD (Gesundheitsfragebogen für Patienten) ergibt bei 22 Punkten den V.a. ein Major Depressives Syndrom mit ausgeprägtem Schweregrad. Die aktuelle Medikation besteht ausschließlich in der Einnahme von 3 mal tgl. 400mg retardiertem Morphin, 1 mal tgl. 20mg Citalopram und 20mg Zolpidem zur Nacht.

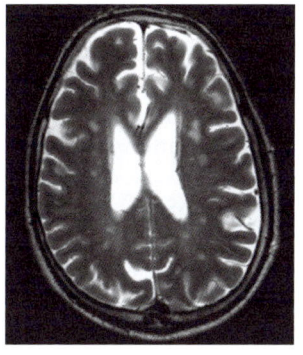 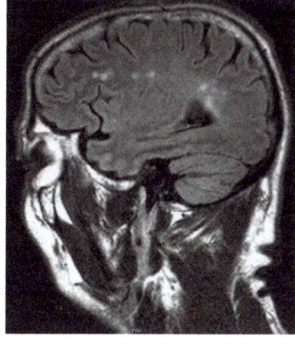

Abb. 17 Kranielles MRT: typische periventrikuläre Entmarkungsherde bei Multipler Sklerose

Untersuchungsbefund:

Größe 158 cm, Gewicht 55 kg. Blutdruck 120/80 mmHg, HF 72 min, Cor rhythmisch, Herztöne rein, keine pathologischen Geräusche. Hand- und Fußpulse gut tastbar, Füße livide verfärbt und kalt.

Im Seitenvergleich keine Temperatur- und Umfangsdifferenzen bei bestehenden Unterschenkelödemen beidseits. Muskeleigenreflexe untere Extremität: ASR bds. lebhaft, PSR bds. sehr lebhaft, übrige MER allesamt seitengleich mittellebhaft auslösbar, Babinski bds. positiv, Paraparese der Beine mit mäßiger Spastik beim Durchbewegen, Kraftgrad 5/5 an den oberen Extremitäten. Stehen ist der Patientin selbst mit Hilfe unmöglich. Visusminderung, Nystagmus, Koordination im Finger-Nase-Versuch und Diadochokinese unsicher und nicht flüssig. Hypästhesie ab L1 abwärts bis auf beide Unterschenkel ventral, Dysästhesien im Bereich der unteren Extremität mit wechselnder Lokalisation, mechanische Allodynie beider Unterschenkel ventral.

Zusammenfassung Symptome:

→ Starke, dauerhafte Ruheschmerzen und heftige einschießende Schmerzattacken

→ Sensibilitätsstörungen i.S. von Dysästhesien der unteren Extremität mit wechselnder Lokalisation

→ Mechanische Allodynie beider Unterschenkel ventral

→ Paraparese der Beine mit mäßiger Spastik

→ V.a. ein Major Depressives Syndrom

→ Starke Ein- und Durchschlafstörungen.

Diagnose:

Zentrales Schmerzsyndrom bei Encephalomyelitis disseminata (MS).

Schmerzmanagement I:

Einleitung einer begleitenden Psychotherapie sowie Absetzen der laufenden Medikation und Umstellung auf:

Medikament	morgens	mittags	abends	nachts
Gabapentin 300mg	1	1	2	0
(Aufdosieren nach Plan mit Zieldosis von 2400mg)				
Hydromorphon 48 mg ret	1	0	1	0
Hydromorphon 2,6 mg bei Schmerzspitzen, max. 4 stdl.				
Movicol Btl.	1	1	1	bei Bed.
Venlafaxin 75 mg ret.	1	0	0	0

→ Gabapentin wegen starker Kopfschmerzen nach 3 Wochen abgesetzt, Kopfschmerzen sind darauf hin schnell rückläufig. Befindlichkeit nach Umstellung aber schlecht, Patientin zeigt sich unzufrieden. Schmerz sei kaum, Schlaf sei nur etwas besser. Vor allem die Obstipation sei deutlich rückläufig.

Schmerzmanagement II (nach 4 Wochen):

Medikament	morgens	mittags	abends	nachts
Pregabalin 75mg	1	0	1	0
(Aufdosieren nach Plan mit Zieldosis von 300-600mg)				
Dronabinol 2,5 mg Kps.	1	0	1	0
Hydromorphon 48 mg ret.	1	0	1	0
Hydromorphon 2,6 mg bei Schmerzspitzen, max. 4 stdl.				
Movicol Btl.	1	1	1	bei Bed.
Venlafaxin 150 mg ret.	1	0	0	0

→ Darunter Schmerzreduktion auf VAS 2 der Spontanschmerzen und auf VAS 5 der Allodynie in kurzer Zeit. Die Spastik zeigt sich nur mäßig verbessert. Keine wesentlichen NW.

Der Schlaf ist nun deutlich länger und erholsamer, psychisch fühlt sich die Patientin sehr viel stabiler, motivierter und ausgeglichener. Es kommt zu einer starken Appetitsteigerung mit Zunahme des Gewichts um ca. 5kg.

Aktuelle Situation nach 8 Monaten Therapie:

Patientin zeigt sich hoch zufrieden; VAS Ø 3-4, gelegentlich, besonders bei „Hitze", VAS bis 7 im rechten

Hüftbereich; Appetit und Schlaf seien weiterhin sehr gut; psychisch eindeutig gebessert, in der Stimmung viel ausgeglichener, sie beschreibt Knüpfen neuer Kontakte und Wiederaufnahme vorhandener. Hydromorphon konnte auf 2x24mg reduziert werden, Pregabalin wurde auf 150-0-300mg, Dronabinol auf 2,5-0-5mg adaptiert. Ziel: weitere Reduktion des Opioids.

Zusammenfassung Therapie:

Pharmakotherapie: Pregabalin + Dronabinol + Hydromorphon + Venlafaxin
Adjuvant: Begleitende Psychotherapie

1. Sehr gute Schmerzreduktion und deutliche Verbesserung von Schlaf und Psyche
2. Wirkung von Pregabalin und der Antidepressiva auf die zentralen neuropathischen Schmerzen
3. Wirkung von Hydromorphon und Dronabinol vor allem auf die nozizeptive Schmerzkomponente
4. Wirkung von Pregabalin auf die Schlafsituation
5. Wirkung der Antidepressiva sowie von Dronabinol und Pregabalin auf die psychische Situation
6. Wirkung von Dronabinol und Pregabalin auf den Appetit. Dronabinol besitzt zum aktuellen Zeitpunkt keine ausreichende Evidenz, bietet sich aber insbesondere bei gleichzeitig vorliegender Spastik als mögliche Therapieoption an (eine positive Studie bei MS).

Stabile Dosis ohne Toleranzentwicklung für > 6 Monate.

10   Glossar

Allodynie
Ein normalerweise nicht-schmerzhafter Reiz löst Schmerz aus.

Anaesthesia dolorosa
Schmerzempfindung in einem Gebiet, das denerviert und sonst gefühllos ist.

CRPS
Komplexes regionales Schmerzsyndrom (Sympathische Reflexdystrophie, Morbus Sudeck, Kausalgie) Typ I: Entstehung ohne ersichtliche Nervenläsion Typ II: Entstehung nach peripherer Nervenläsion.

Deafferenzierungsschmerzen
Nach peripherer oder zentraler Nervenläsion werden trotz Ausfalls sensibler afferenzen Schmerzen in den zugehörigen Innervationsgebieten empfunden. Symptomatik entsteht ohne Verlust eines Körperteiles.

DFNS
Deutscher   Forschungsverbund   Neuropathischer Schmerz

Dysästhesie
Abnorme Sensationen mit unangenehmen Charakter (unangenehme Parästhesien).

Evozierte Schmerzen
Schmerzen, die durch einen Stimulus ausgelöst werden und während der Applikation des Stimulus vorhanden sind.

Hypalgesie
Herabgesetzte Empfindlichkeit gegenüber schmerzhaften Reizen.

Hypästhesie
Herabgesetzte Empfindlichkeit gegenüber taktilen Reizen.

Hyperalgesie
Ein bereits leicht schmerzhafter Reiz löst intensiveren Schmerz aus.

Hyperästhesie
Gesteigerte Empfindlichkeit gegenüber taktilen Reizen.

Mixed Pain
Nebeneinander chronischer Schmerzkomponenten mit verschiedenen Entstehungsmechanismen (neuropathische Komponente plus Nozizeptorschmerz-Komponente).

Neuralgie
Schmerzen im Ausbreitungsgebiet eines Nervs.

Neuritis
Entzündung eines oder mehrerer peripherer Nerven.

Neuropathie
Funktionsstörung oder pathologisches Geschehen eines (Mononeuropathie) oder mehrerer peripherer Nerven (Polyneuropathie).

Neuropathische Schmerzen
Schmerzen, die nach Schädigungen zentraler oder peripherer nozizeptiver Systeme entstehen.

Nozizeptorschmerzen
Schmerzen nach Gewebetraumen, bei denen die peripheren und zentralen neuronalen Strukturen von Nozizeption und Schmerz intakt sind.

Pallhypästhesie
herabgesetzte Empfindlichkeit gegenüber Vibrationsreizen.

Parästhesie
Abnorme Sensationen ohne schmerzhaften Charakter (z.B. Ameisenlaufen).

Phantomschmerzen
Schmerzen, bezogen auf eine abgetrennte Extremität oder einen Teil davon. Sie werden außerhalb des Körpers empfunden. Phantomschmerzen sind auch nach Verlust von Zähnen, Mamma, Zunge, Enddarm, Anus, Blase, Nase, Brust, Klitoris, Hoden und Penis beschrieben.

Phantomsensationen
Empfindungen im Bereich des fehlenden Körperteils, die nicht schmerzhaft sind.

PHQ-D
Gesundheitsfrgebogen für Patienten. Dient in seiner Komplett- bzw. Kurzform als einfaches psychodiagnostisches Instrument in der klinischen Praxis und Forschung.

QST
Quantitative Sensorische Testung, standardisierte Untersuchungsbatterie zur Quantifizierung der Funktion verschiedener afferenter Qualitäten.

Radikulopathie
Schmerzen im Ausbreitungsgebiet einer Nervenwurzel.

RCT
Randomized controlled trial.

SIP
Schmerzen, mit vom Sympathikus unabhängigen Symptomen. Keine Schmerzlinderung bei Sympathikusblockade.

SMP
Sympathisch unterhaltener Schmerz, Schmerzlinderung bei Sympathikusblockade.

Spontanschmerzen
Schmerzen, die ohne äußeren Stimulus vorhanden sind.

Stumpfschmerzen
Lokale Schmerzen im Amputationsgebiet, die durch periphere Prozesse im Stumpf ausgelöst werden (z.B. Neurom, Druckstellen, Narben, Splitter, Entzündungen etc.).

Telescoping
Empfindung, dass sich das amputierte Glied vom Stumpf entfernt (Expandieren) und an weiter entfernter Stelle festsitzt als vor Amputation oder sich zunehmend verkürzt, bis das distale Amputationsglied direkt am Stumpf zu sitzen scheint.

Thermhypästhesie
Herabgesetzte Empfindlichkeit gegenüber thermischen Reizen (warm oder kalt).

Zentrale Schmerzen
Schmerzen nach einer Läsion oder bei einer Dysfunktion im zentralen Nervensystem (Gehirn, Rückenmark).

11   Weiterführende Literatur (Auswahl)

BARON R (2000a) Peripheral neuropathic pain: from mechanisms to symptoms. Clin J Pain 16: 12-20

BARON R (2000b) Neuropathischer Schmerz – der lange Weg vom Mechanismus zur Mechanismen-orientierten Therapie. Anaesthesist 49: 373-386

BARON, R (2005) Disease mechanisms in neuropathic pain: a clinical perspective. Nature Clin Practice Neurol, in press

BENNETT M (2001) The LANSS Pain Scale: the Leeds assessment of neuropathic symptoms and signs. Pain 92: 147-57

BOUHASSIRA D, ATTAL N, FERMANIAN J et al. (2004) Development and validation of the Neuropathic Pain Symptom Inventory. Pain 108: 248-257

CRUCCU G, ANAND P, ATTAL N et al. (2004) EFNS guidelines on neuropathic pain assessment. Eur J Neurol 11: 153-162

DWORKIN RH, BACKONJA M, ROWBOTHAM MC et al. (2003) Advances in neuropathic pain: diagnosis, mechanisms, and treatment recommendations. Arch Neurol 60: 1524-1534

FINNERUP NB, OTTO M, MCQUAY HJ et al. (2005). Algorithm for neuropathic pain treatment: An evidence based proposal. Pain, online, DOI: 10.1016/j.pain.2005.08.013

FREYNHAGEN R, STROJEK K, GRIESING T et al. (2005a) Efficacy of pregabalin in neuropathic pain evaluated with a novel study design: a 12-week, randomized, double-blind, multicentre, placebo-controlled trial of flexible- and fixed-dose regimens of pregabalin. Pain 115: 254-263

FREYNHAGEN R, TÖLLE T, GOCKEL U et al. (2005b) PainDetect – ein Palmtop-basiertes Verfahren für Versorgungsforschung, Qualitätsmanagement und Screening bei chronischen Schmerzen, Akt Neurol 32: 273

FREYNHAGEN R, VON GIESEN H-J, BUSCHE P et al. (2005c) Switch from reservoir to matrix systems for transdermal fentanyl: a prospective, multicenter study in chronic pain outpatients. J Pain and Symptom Management 30 (3): 288-297

FREYNHAGEN R, BUSCHE P, KONRAD C et al. (2005d) Wirksamkeit und Wirkungsbeginn von Pregabalin bei Patienten mit neuropathischen Schmerzen. Schmerz, online: DOI: 10.1007/500482-005-0449-0

GILRON I, BAILEY JM, TU D et al. (2005) Morphine, gabapentin, or their combination for neuropathic pain. N Engl J Med 31; 352(13):1324-1334

GOLDSTEIN DJ, LU Y, DETKE MJ et al. (2005) Duloxetine vs. placebo in patients with painful diabetic neuropathy. Pain116(1-2): 109-18

Literatur

GROSS G, SCHOFER H, WASSILEW et al. (2003) Herpes zoster guideline of the German Dermatology Society (DDG). J Clin Virol 26: 277-289

HARKE, H., ROSENOW, E., TRONNIER, V et al. (2003) Standardisierung invasiver neuromodulativer Verfahren. Leitlinie der Stufe I der Arbeitsgemeinschaft der Wissenschaftlichen Medizinischen Fachgesellschaften (AWMF-Expertenempfehlung) Schmerz 17: 44-50

JENSEN TS & BARON R (2003) Translation of symptoms and signs into mechanisms in neuropathic pain. Pain 102: 1-8

KALSO E, EDWARDS JE et al. (2004) Opioids in chronic non-cancer pain: systematic review of efficacy and safety. Pain. 112(3): 372-380

MAIER C, GLEIM M (1998) Diagnostik und Therapie des sympathisch unterhaltenen Schmerzes. Der Schmerz 4; 12: 282–303

MEIER T, WASNER G, FAUST M et al. (2003) Efficacy of lidocaine patch 5% in the treatment of focal peripheral neuropathic pain syndromes: a randomized, double-blind, placebo-controlled study. Pain 106: 151-158

MOJA P, CUSI C et al. (2005) Selective serotonin re-uptake inhibitors (SSRIs) for preventing migraine and tension-type headaches. Cochrane Database Syst Rev. Jul 20; (3): CD002919

REUBEN SS, MAKARI-JUDSON G, LURIE SD (2004) Evaluation of efficacy of the perioperative administration of venlafaxine XR in the prevention of postmastectomy pain syndrome. J Pain Symptom Manage 27(2): 133-139

ROWBOTHAM MC, GOLI V, KUNZ NR et al. (2004) Venlafaxine extended release in the treatment of painful diabetic neuropathy: a double-blind, placebo-controlled study. Pain 110(3): 697-706

SAARTO T, WIFFEN P (2005) Antidepressants for neuropathic pain. Cochrane Database Syst Rev 20; (3): CD005454

SINDRUP SH, JENSEN TS (1999) Efficacy of pharmacological treatments of neuropathic pain: an update and effect related to mechanism of drug action. Pain 83: 389-400

SORGATZ H, HEGE-SCHEUING G, KOPF A et al. (2002) Langzeitanwendung von Opioiden bei nichttumorbedingten Schmerzen. Deutsches Ärzteblatt 99, 33, A-2180, B-1851, C-1743

WIFFEN P, COLLINS S et al. (2005) Anticonvulsant drugs for acute and chronic pain. Cochrane Database Syst Rev, Jul 20;(3): CD001133

WIFFEN P, MCQUAY H et al. (2005) Gabapentin for acute and chronic pain. Cochrane Database Syst Rev. Jul 20;(3): CD005452

WIFFEN P, MCQUAY H, MOORE R (2005) Carbamazepine for acute and chronic pain. Cochrane Database Syst Rev. Jul 20;(3): CD005451

12   Index

Dosierungsempfehlungen zur Therapie neuropathischer Schmerzsyndrome

Die Pharmakotherapie neuropathischer Schmerzen stützt sich aktuell auf den Einsatz von vier Substanzgruppen mit unterschiedlichen Wirkmechanismen. Oftmals muss zu Beginn eine Kombination aus zwei oder drei Substanzen gewählt werden.

Die Auswahl der einzelnen Präparate muss immer individuell, ausgerichtet am einzelnen Patienten und an seinem Krankheitsbild, erfolgen.

Die Medikamentenauswahl sollte sich grundlegend nach der vorhandenen Evidenz der einzelnen Substanzen richten (Tabelle). Hierbei sollten nicht nur die Wirksamkeit sondern auch die Nebenwirkungen berücksichtigt werden. Negative Studien wurden nicht in die Tabelle aufgenommen. Schmerzreduktion stellt sich vielfach erst nach mehreren Wochen ein. Daher sollten diese Substanzen über eine längere Zeitdauer konstant eingenommen werden.

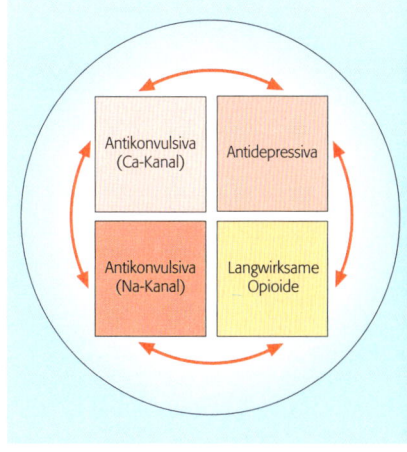

Medikamentöse Basistherapie

Die Reihenfolge der Substanzen ist keinesfalls als Stufenleiter zu verstehen.

Arzneistoff (Beispielpräparat*)	Starteinzeldosis und Dosisintervall [mg]		Steigerungs-dosis [mg]	Wirksame Dosis (Maximaldosis) [mg/d]		Dosisinte bei erreic Zieldosis
Antidepressiva						
Amitriptylin (Saroten*)	10-25	0-0-1	25	75	(150)	0-0-1
Mirtazapin (Remergil SolTab*)	(7,5)-15	0-0-1	15	15-30	(45)	0-0-1
Venlafaxin (Trevilor*)	37,5	1-0-0	37,5	75-225 ret.	(375)	1-0-0
Duloxetin (Cymbalta*)	(30)-60	1-0-0	30	60	(60)	1-0-0
Antikonvulsiva (Na-Kanal)						
Carbamazepin (Tegretal*)	100-200	0-0-1	100	600-1200 ret.	(1400)	1-0-1
Oxcarbazepin (Trileptal*)	300	1-0-1	300-600	600-1200	(2400)	1-0-1
Lamotrigin (Lamictal*)	25	0-0-1	25	100-200	(400)	0-0-1 ode 1-0-1
Antikonvulsiva (Ca-Kanal)						
Gabapentin (Neurontin*)	300	0-0-1 bis 1-1-1	300	1200-2400	(3600)	1-1-1
Pregabalin (Lyrica*)	75	1-0-1	75	150	(600)	1-0-1
Langwirksame Opioide						
Tilidin/Naloxon retard (Valoron* N retard)	(50/4) -100/8	1-0-1	50/4	Titration	(600/48)	1-(1)-1
Tramadol retard (Tramundin retard*)	100-200	1-0-1	100	Titration	(400)	1-(1)-1
Morphin retard (MST*)	10-30	1-0-1	10-30	Titration	keine	1-(1)-1
Oxycodon (Oxygesic*)	5-20	1-0-1	5-20	Titration	keine	1-(1)-1
Fentanyl transdermal (Durogesic* SMAT)	Pflastergrößen 12, 25, 50, 75, 100 µg/h, Startdosis individuell		individuell	Titration	keine	Wechsel alle 72 St
Buprenorphin trans- dermal (Transtec* PRO)	Pflastergrößen 35, 52,5, 70 µg/h Startdosis individuell		individuell	Titration	keine	Wechsel alle 96 St
GABA-B-Agonisten						
Baclofen (Baclofen*)	5		5	20-75	(75)	1-1-1-1
Topische Therapie						
Capsaicin-Salbe (Capsamol*)	0,025-0,01% 4x täglich		-	-	-	4x täglich
Lidocain-Pflaster (Lidoderm*)	5% (= 700 mg) ad 10x14 cm 1x täglich 1 Pflaster für 12h Std.		-	-	(3 Pflaster tägl.)	1x täglich

Besonderheiten	Zulassung für (je nach Präparat unterschiedlich)	Evidenz
Cave: AV-Block, Glaukom, KG↑, Miktionsstörungen, Hypotension	Chronische Schmerzen	PZN ↑↑, PNP ↑↑ PTN ↑, STR ↑
Wenig anticholinerge NW, KG↑ schlafanstoßend in niedriger Dosis		←→
Antriebssteigernd, Übelkeit, Erbrechen, KG↓		PNP ↑↑
Übelkeit, trockener Mund, Obstipation	Schmerzhafte diabetische Polyneuropathie	PNP ↑↑
Häufiger NW + Medikamenten-Interaktionen; Hautausschlag, Blutbildveränderungen, Hyponatriämie, Leberschäden, Sedierung	Trigeminusneuralgie, Glossopharyngeusneuralgie, Schmerzhafte diabetische Polyneuropathie Schmerzanfälle	PNP ↑ TGN ↑↑
Weniger NW und Ineraktionen als Carbamazepin; Dosisäquivalenz CMZ: Oxcarbazepin ≈ 1:1,5		PNP ↑
Exantheme (Rash), extrem langsame Aufdosierung, gute Verträglichkeit		RM ↑, HIV ↑ PNP ↑, STR ↑
Wenig NW, kaum Interaktionen	Alle neuropathischen Schmerzsyndrome	PZN ↑↑, PNP ↑↑, HIV ↑, CRPS ↑, PHAN ↑, RM ↑, MIX ↑, CANC ↑
Wenig NW, kaum Interaktionen, lineare Plasmakonzentration, schneller Wirkeintritt	Alle peripheren neuropathischen Schmerzsyndrome	PZN ↑↑ PNP ↑↑
1. Wahl bei Niereninsuffizienz, weniger Obstipation	Starke und sehr starke Schmerzen	←→
Übelkeit, Hypotension, zusätzliche WH von Na + Serotonin	Mäßigstarke bis starke Schmerzen	PZN ↑, PNP ↑↑
Kumulation bei Niereninsuffizienz + Alter; immer dosisabhängige Obstipation	Starke und stärkste Schmerzen	PZN ↑, PHAN ↑
Duale Galenik, Ø Kumulation	Starke (bis sehr-) Schmerzen	PZN ↑, PNP ↑↑
Weniger Obstipation; ab > 300 µg/h an Opioidrotation denken; Cave: Hohe Potenz (80-100); neue Matrix-pflastertechnologie	chronische opioidpflichtige Schmerzen	←→
Übelkeit, Hautreaktionen: ab > 210 µg/h an Opioidrotation denken; Cave: Hohe Potenz (40-50)	mäßig starke bis starke Tumorschmerzen; starke opioidpfl. Schmerzen	←→
Müdigkeit, Option bei Trigeminusneuralgie	Spastik	TGN ↑
Starkes transientes Hautbrennen, Ø system. NW, Ø Interaktionen		PZN ↑, PNP ↑, PTN ↑
Gute Wirkung auf Allodynie + Hyperalgesie Ø system. NW, Ø Interaktionen	Z. Zt. nocht nicht in BRD verfügbar	PZN ↑↑, MIX ↑

Klassifikation der Evidenzklassen und Empfehlungsstärken

↑↑   Aussage zur Wirksamkeit wird gestützt durch mehrere adäquate, valide klinische Studien (z.B. randomisierte klinische Studien) bzw. durch eine oder mehrere valide Metaanalysen oder systematische Reviews. Positive Aussage gut belegt.

↑   Aussage zur Wirksamkeit wird gestützt durch zumindest eine adäquate, valide klinische Studie (z.B. randomisierte klinische Studie). Positive Aussage belegt.

↓↓   Negative Aussage zur Wirksamkeit wird gestützt durch eine oder mehrere adäquate, valide klinische Studie (z.B. randomisierte klinische Studie), durch eine oder mehrere Metaanalysen bzw. systematische Reviews. Negative Aussage gut belegt.

↔   Es liegen keine sicheren Studienergebnisse vor, die eine günstige oder ungünstige Wirkung belegen. Dies kann bedingt sein durch das Fehlen adäquater Studien, aber auch durch das Vorliegen mehrerer, aber widersprüchlicher Studienergebnisse.

CANC = neuropathischer Krebsschmerz
CRPS = komplexes regionales Schmerzsyndrom
HIV   = HIV-Neuropathie
MIX   = gemischtes Kollektiv
PHAN = Phantomschmerz
PNP   = Polyneuropathie
PTN   = posttraumatische Neuralgie
PZN   = postzosterische Neuralgie
RM   = Rückenmarkläsion
STR   = Stroke/Schlaganfall
TGN   = Trigeminusneuralgie
WH   = Wiederaufnahmehemmung

Internetadressen

www.schmerz.uni-duesseldorf.de
Ambulanz für Schmerztherapie Universitätsklinikum Düsseldorf, viele aktuelle Infos, Fortbildungen, Schmerzkonferenzen, große Linkliste.

www.uni-kiel.de/neurologie/
Klinik für Neurologie, Universitätsklinikum Schleswig-Holstein, Campus Kiel, viele aktuelle Infos, große Linkliste.

www.neuropathischer-schmerz.de
Deutscher Forschungsverbund Neuropathischer Schmerz (DFNS). Von Bundesministerium für Bildung und Forschung gefördertes Netzwerkprogramm zur Verbesserung des pathophysiologischen Verständnisses, der Diagnostik, Prävention und Therapie neuropathischer Schmerzen. Viele aktuelle Ankündigungen und Links. Übersicht über Weiterbildungsprogramme und wissenschaftliche Symposia.

www.dgss.org
Deutsche Gesellschaft zum Studium des Schmerzes (DGSS), Sektion der International Association for the Study of Pain (IASP). Die DGSS ist die größte wissenschaftliche Schmerzgesellschaft in Europa. Ihre Hauptziele sind die Förderung der Schmerzforschung in Deutschland und die Verbesserung der schmerztherapeutischen Versorgung.

www.schmerz-therapie-deutschland.de
Die Deutsche Gesellschaft für Schmerztherapie e.V. ist die größte deutschsprachige Fachgesellschaft, die sich für ein besseres Verständnis und für bessere Diagnostik und Therapie des chronischen Schmerzes einsetzt.

www.pfizer-pain.de/pain_academy.htm
Die Pfizer pain academy veranstaltet zertifizierte ärztliche Fortbildungsveranstaltungen, Workshops und Fachvorträge rund um das Thema Schmerz. Sie bietet Ärzten ein bundesweites Angebot zertifizierter regionaler Fortbildungsmaßnahmen und kommuniziert neueste Erkenntnisse der Schmerzforschung. Ein hochrangig besetzter wissenschaftlicher Beirat berät die PPA.

www.neuroschmerz.de
Informationsseiten der Firma Pfizer zu Epilepsie und neuropathischem Schmerz.

www.schmerzhilfe.org
Der Bundesverband Deutsche Schmerzhilfe e.V. versteht sich als Interessen-
vertreter aller Schmerzpatienten und wird von derzeit mehr als 5.000 Mitglie-
dern getragen.
Er ist damit der größte Verband dieser Art in Europa.

www.iasp.org
Homepage der „International Association for the Study of Pain".